Starke Kinder
Starke Eltern

Selbstvertrauen aufbauen und Selbstbewusstsein stärken bei Kindern

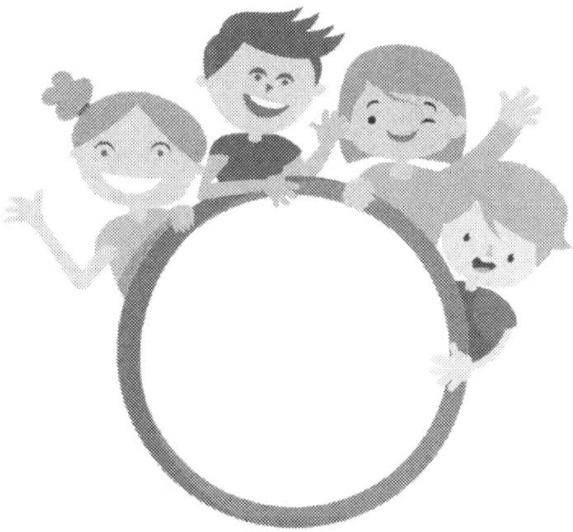

„Wenn wir wahren Frieden in der Welt erlangen wollen, müssen wir bei den Kindern anfangen."

-Gandhi-

W0360906

Inhaltsverzeichnis

Einleitung

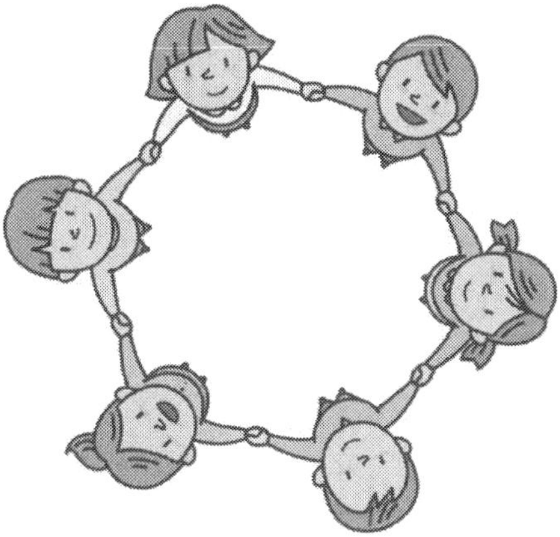

„Man kann in Kinder nichts hinenprügeln, aber vieles herrausstreicheln."

-Astrid Lindgren-

Liebe/r Leser/in, zunächst einmal sollen Sie herzlichst zu Ihrer Elternschaft beglückwünscht werden. Das irritiert Sie? Dass Sie Kinder haben, ist nichts Neues? Mag sein, aber erinnern Sie sich: Zur Geburt Ihres Kindes haben Sie in zigfacher Ausführung Glückwünsche und Bekundungen der Freude von Familie, Freunden und Bekannten entgegengenommen. Nach fünf, acht, zehn oder 14 Jahren ist von diesem anfänglichen Zauber nichts oder nicht mehr viel übrig. Das ist wirklich schade, denn Kinder sind zu jeder Zeit ein Geschenk. Und was in diesem Kontext ganz besonders wichtig ist: Immer dann, wenn das Leben holpriger wird oder sich Schwierigkeiten einstellen, haben alle Beteiligten die Chance zu innerem Wachstum und tiefgehenden Lernprozessen. Ein sehr schüchternes Kind, das beispielsweise in der Schule gemobbt wird, entpuppt sich dann nach einiger Zeit als „Lehrer" für die gesamte Familie, weil es mit seinem Verhalten Probleme des Familiensystems aufdeckt, die angesehen werden wollen. Da kann man doch nur sagen: Herzlichen Glückwunsch zu diesem Kind.

Sie haben sich dieses Buch wahrscheinlich gekauft, weil Sie bei Ihrem Nachwuchs feststellten, dass etwas mehr Selbstbewusstsein nicht schaden könnte. Möglicherweise sind Ihre Kinder auch noch so klein, dass Sie nicht wissen, wie selbstbewusst oder unsicher die Kleinen einmal sein werden. Es ist unerheblich, in welchem Stadium Sie und Ihr Nachwuchs sich befinden, denn eins ist sicher: Auf den kommenden Seiten werden Sie viel über die kindliche Persönlichkeitsentwicklung, häufige Fehler in der Erziehung und Bedürfnisorientierung als Wert innerhalb einer Familie lernen. Einige praktische Tipps zur Stärkung des kindlichen Selbstbewusstseins ergänzen den theoretischen Teil dieses Buches.

Persönlichkeitsentwicklung in den ersten sieben Jahren

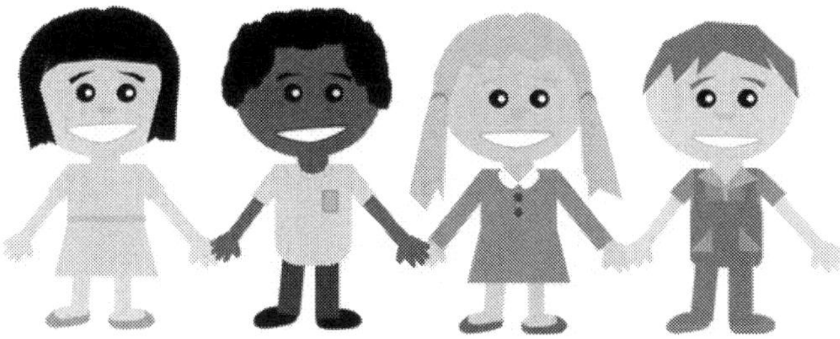

„Die beste Erziehungsmethode für ein Kind ist, ihm eine gute Mutter zu sein."

-Christian Morgenstern-

Bereits kurz nach der Geburt ist für die meisten Eltern ersichtlich, ob sie ein temperamentvolles, zuversichtliches und willensstarkes Kind haben, oder ob der Nachwuchs eher schüchtern, skeptisch und introvertiert ist. Diese Wesenszüge, die sich da in den ersten Lebensmonaten zeigen, werden Ihr Kind sein Leben lang begleiten. Nichts davon muss verändert oder verbessert werden. Es geht ausschließlich darum, dieser ganz individuellen Persönlichkeit die besten Rahmenbedingungen zu innerem und äußerem Wachstum und authentischer Entfaltung zu schaffen. Ziel ist es, auch ein ängstliches und unsicheres Kind so zu begleiten, dass es trotzdem eine gewisse Stärke und Selbstbewusstsein in sich integrieren kann.

- Lacht Ihr Kind schon immer viel, ist es also ein allseits beliebter „Sonnenschein"?
- Gibt es schnell auf und weint, wenn es etwas nicht schafft? Geht es offen auf fremde Personen zu?
- Spielt es gerne mit anderen Kindern?
- Kann es sich gut mit sich selbst beschäftigen?
- Wie viel direkten Bezug zu den Eltern benötigt es?
- Fällt es ihm leicht, sich selbst zu beruhigen?

Anhand all dieser und noch weiterer Fragen können Sie erkennen, welches Wesen Ihr Kind hat. Auch, wenn es jetzt schon älter ist, können Sie gedanklich reflektieren, wie dieser junge Mensch als Baby war. Und sicher erkennen Sie viele dieser frühen Verhaltensweisen und Gefühlszuständen auch heute noch, wenn Sie Ihr Kind aufmerksam beobachten.

Doch wie entwickelt sich Persönlichkeit? Was formt einen Menschen neben all diesen grundsätzlichen Wesenszügen, die jeder von uns auf diese Welt mitgebracht hat?

Zunächst einmal ist in den ersten 12 Monaten eines elementar wichtig: Das Baby benötigt bedingungslose Zuwendung und Liebe von den Eltern. Sind diese nicht verfügbar, braucht ein Kleinstkind die Fürsorge anderer bekannter Bezugspersonen. Wenn ein Baby weint, braucht es Hilfe. Es ist unerheblich, ob die Eltern den

Grund des Weinens nachvollziehen können oder gutheißen. Es ist, entgegen so mancher Behauptung, unmöglich, ein Baby mit Liebe zu „verwöhnen“. Ein neu geborenes Kind ist emotional und mental nicht in der Lage, sich die Welt zu erklären, Zeitspannen zu begreifen oder räumliche Distanz korrekt einzuschätzen. Ein Baby ist Gefühl pur. Und genau hier kommen die Eltern ins Spiel: Wenn Ihnen daran gelegen ist, dass Ihr Kind ein selbstbewusster Mensch wird, dann ist an dieser Stelle Ihre Aufgabe, ihm emotional und physisch Sicherheit zu geben. Diese elterliche, von außen für das Kind vielfach belegte Sicherheit ist der Grundstein für die innere Sicherheit Ihres Kindes.

Nun wollen wir aber auch der Ehrlichkeit halber die andere Seite sehen: Wir leben alle nicht in einem Wunderland und auch Eltern sind keine perfekten Menschen. Wir werden in einem späteren Kapitel auf die Bedürfnisorientierung genauer eingehen, die auch die Eltern für sich selbst beanspruchen sollten. Keiner hat unbegrenzte Kapazitäten und kann bedingungslos 24/7 für ein Baby da sein. Deshalb ist es wichtig, sich immer wieder Auszeiten zu nehmen, und das Baby von jemand anderem betreuen zu lassen, der diese Aufgabe zuverlässig übernehmen wird.

Wird aus einem Säugling ein Kleinkind, nimmt seine Persönlichkeit immer mehr Gestalt an. Kinder zwischen zwei und sechs Jahren sind ganz in der Nachahmung ihrer Bezugspersonen. Und das betrifft nicht nur essen, laufen, sprechen, sondern auch Konfliktmanagement, den Umgang mit Gefühlen, Wertevermittlung und die von den Eltern praktizierte Einstellung zum Leben allgemein. Das Kind orientiert sich, bis es in die Schule kommt, sehr an seinen Eltern und anderen Erziehern. Ist Ihnen wichtig, dass Ihr Kind selbstbewusst wird, dürfen Sie diese Zeit nutzen, um immer wieder in die Selbstreflektion zu gehen. Doch auch auf diesen Aspekt gehen wir später genauer ein. Eltern sollten sich nur immer wieder daran erinnern, dass ihre Art zu leben, dem Kind Vorbild ist. „Erziehung ist Beispiel und Liebe, sonst nichts." hat Friedrich Wilhelm August Fröbel im 19. Jahrhundert schon gesagt.

Übrigens: Ungefähr im Alter von vier Jahren erkennen Kinder langsam, was „Recht" und „Unrecht" ist. „Wenn Mama sagt, dass ich jetzt keine Schokolade mehr bekomme, ich mir aber dann heimlich ein Stück aus dem Kühlschrank nehme, mache ich etwas Verbotenes." Ein Kind mit zwei Jahren kann diese und andere Verbindungen noch gar nicht herstellen, es ist viel zu sehr mit sich selbst und seinen Bedürfnissen beschäftigt, als dass es solche Grenzen einhalten kann. Wenn ein Kind mit vier oder fünf Jahren dann also beginnt, etwas

„Falsches“ zu tun, lernt es zeitgleich auch das Gefühl der Scham kennen. Wie gehen Sie als Eltern damit um? Regeln sind grundsätzlich wertvoll und als Orientierung elementar wichtig.

Was, wenn Ihr vierjähriges Töchterlein kommt und sagt „Papa, ich habe mir vorhin, als Du raus gegangen bist, doch die Gummibärchen genommen und gegessen.“ oder „Schau mal, Mama, ich habe jetzt den Lutscher aus dem Supermarkt einfach mitgenommen.“

Kinder in diesem Alter wissen, wenn etwas verboten ist, und empfinden nach einer „Straftat“ die Scham über ihre Grenzüberschreitung, was sie dazu bringt, sich den Eltern anzuvertrauen. Etwas Verbotenes zu tun und dies für sich zu behalten, ist für sie noch nicht möglich. Was hat Ihre Reaktion als Eltern nun mit dem Selbstbewusstsein des Kindes zu tun? Ganz einfach: Schelten Sie das Kind, bewerten Sie seine Person, reden Sie ihm Schuld ein, machen Sie das Kind „klein“ und, wie Sie sich denken können, führt eine solche Reaktion dazu, dass das Kind seinen Wert massiv anzweifelt. Besser ist in einer solchen Situation, dem Kind kurz zu erläutern, warum Sie sein Verhalten (und reden Sie ausschließlich von der Tat, niemals vom Kind selbst) nicht gutheißen und vermeiden Sie Schimpfen oder Drohungen à la „Wenn Du das nochmal machst, dann…“. Probieren Sie es eher so: „Du hast den Lutscher mitgenommen, ohne zu bezahlen? Das ist nicht in Ordnung, denn er gehört uns nicht. Lass uns zurück in den Supermarkt fahren und der Kassiererin das Geld geben. Einverstanden?“ Was passiert? Sie geben Ihrem Nachwuchs zu verstehen, dass er zu jeder Zeit mit Ihnen reden und sich auf Sie verlassen kann. Aber auch, dass Sie ihm Grenzen zeigen und nicht alles toll finden, was er macht. Moral ist ein Konstrukt, das in den Köpfen von Erwachsenen sitzt. Dieses eine kleine Kind überstülpen zu wollen, geht an seiner aktuellen Persönlichkeit und seinen kognitiven Fähigkeiten vorbei.

Kommt ein Kind in die Schule, verändert sich viel. Die Kleinen werden groß, das Gesicht verändert sich, nimmt Konturen an. Der Blick wird ein anderer. Grundschulkinder machen riesige Entwicklungsschritte und nehmen währenddessen auch ganz langsam Abstand von ihren Eltern. Da kann es schon mal vorkommen, dass ein siebenjähriger Junge nach der Aufforderung seiner Mutter zum Zimmer-Aufräumen nur ganz trocken reagiert: „Das interessiert mich nicht.“ Dann stellt man als Eltern verblüfft fest, dass jetzt die Zeit anbricht, in der die selbstbewusste Persönlichkeitsentwicklung und die innere und äußere Abgrenzung beginnen. Wichtig an dieser Stelle: Dem Nachwuchs zugestehen, dass er eine andere Meinung hat. Wer beginnt, sich zu distanzieren und dafür bestraft oder permanent gemaßregelt wird, wird wieder das Gefühl des Falsch-Seins bekommen, von dem wir bereits gesprochen haben. Um selbstbewusst werden zu können, müssen Kinder auch mit ihren eigenen Ansichten und Rebellionen ernst genommen werden. Bleiben wir beim leidigen Beispiel Zimmer aufräumen: Wenn der Herr Sohn „kein Interesse" daran hat, aufzuräumen können die Eltern ihm entgegenkommen: „Okay, du möchtest jetzt nicht aufräumen. Wann passt es Dir besser? Mir ist wichtig, dass das Zimmer ordentlich ist, wenn Du heute Abend ins Bett gehst. Zu welcher Zeit soll ich Dich daran erinnern? Vor dem Abendbrot?" – „Wenn es sein muss, ja. Ich räum vor dem Essen auf." Und dann, wenn es 18 Uhr schlägt, bestehen Sie darauf, dass aufgeräumt wird. Keine Ausflüchte mehr, Sie und das Kind haben Abmachung und Sie erwarten, dass der Sohn sich auch daranhält. Ein siebenjähriges Kind versteht solche Deals sehr genau.

Nach dem sogenannten ersten Jahrsiebt ist die Entwicklung der kindlichen Persönlichkeit natürlich bei Weitem nicht abgeschlossen. Dennoch wird in den Jahren von Null bis Sieben der Grundstein für das künftige Selbstempfinden, den Selbstwert und das Zutrauen in sich und die Welt gelegt. Das ist der Grund dafür, warum wir in diesem Kapitel unseren Blick primär auf diese ersten Lebensjahre lenken. Wird ein Kind älter und kommt irgendwann in die Pubertät, geht bei stabilen und emotional gesunden Familien der Abnabelungsprozess zwischen Eltern und Kindern natürlich immer weiter. Sie haben auch bei Ihrer 15-jährigen Tochter noch die Aufgabe und die Chance, ihr Selbstbewusstsein zu vermitteln. Es kann tausende Gründe haben, warum ein Kind in der vierten Klasse noch immer eine existenzielle Angst vor Musikauftritten hat, oder dass ein Kind kurz vor dem Abi noch plötzlich aufgrund seines Seins zum Mobbingopfer in seiner Schulklasse wird. Selbstbewusstsein muss trainiert werden und die Umstände sollten auf jedes Kind unterstützend wirken. Doch da dies die Erde und nicht „Wonderland" ist, geht in den ersten 20 Lebensjahren Ihres Kindes nicht immer jeder Weg geradeaus. Eltern machen Fehler, Freunde sind nicht nett, die Schule erwartet viel von den Kleinen – Stolpersteine und Hürden gibt es immer. Sie als Eltern können aber Ihr Kind an die Hand nehmen, und mit ihm diesen Weg gehen. Tun Sie dies in Liebe, haben Sie schon die halbe Miete.

Selbstreflektion von Mutter und Vater

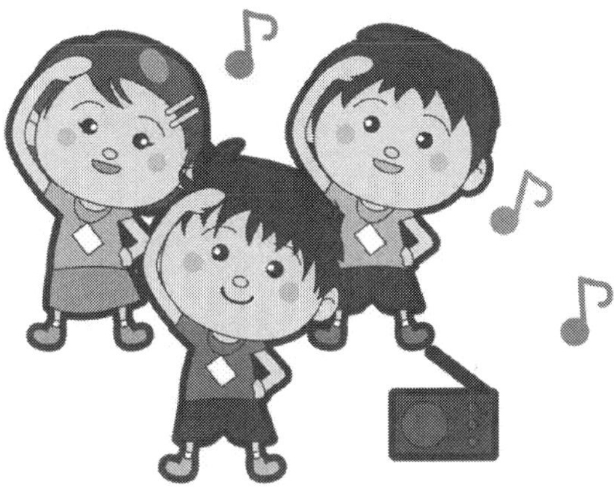

„Mit den Kindern muss man zart und freundlich verkehren. Das Familienleben ist das beste Band. Kinder sind unsere besten Richter.“

-Otto von Bismarck-

Sie wünschen sich also, dass Ihr Kind selbstbewusst und stark wird. Wie steht es denn um Ihren eigenen Selbstwert? Wissen und fühlen Sie selbst, dass Sie wertvoll, geliebt und sehr stark sind? Oder gehören Sie eher zu den zweifelnden, ängstlichen und unsicheren Zeitgenossen? Wie sehen Sie das Leben allgemein und was denken Sie über Ihre eigene kleine Welt? Ist jeder Tag eine neue leidliche Aufgabe oder ein großes Geschenk? Gehen Sie davon aus, dass jeder Mensch ein gutes Herz hat oder sehen sie in jedem Mitmenschen primär das Schlechte? All diese und viele weitere Fragen dürfen Sie sich selbst einmal stellen. Vielleicht möchten Sie dazu sogar ein kleines Heftchen kaufen und diese Überlegungen schriftlich bearbeiten (eine solche Art der Reflektion hilft vielen Menschen, um die inneren Prozesse klarer erkennen zu können). Seien Sie hier ehrlich mit sich selbst. Wenn Sie einmal damit begonnen haben, Ihre eigenen mentalen und emotionalen Überzeugungen zu ergründen, werden Sie im Alltag immer wieder feststellen, dass Sie davon „getrieben" sind. Dann sind sie aber auch bereit, die Verantwortung für alle Gedanken zu übernehmen und diese zu verändern. Wer nicht merkt, dass er die Welt durch eine graue Brille sieht, wird seinem Kind jahrelang erklären, dass die Welt hellgrau bis anthrazit ist. Im Gegensatz dazu kann eine Person, die begriffen hat, dass nur ihre graue Brille dafür sorgt, dass alle anderen Farben unerkannt bleiben, diese abnehmen und sehen „Ach, da gibt's ja auch noch gelb, rot und blau!".

Konkreter: Ein Kind, dessen Eltern sicher sind, dass die Welt schlecht ist und dass man ganz besonders aufpassen muss, um nicht verletzt zu werden, wird diese Weltanschauung übernehmen und Angst in sich kultivieren. Ein Kind, das lernt, dass es nicht gut genug ist und den Ansprüchen seiner Eltern nie genügt, kann kein Selbstbewusstsein entwickeln und wird unweigerlich in den Konkurrenzkampf mit allen anderen gehen. Ein Kind, das grundsätzlich Angst vor Reaktionen seiner Eltern hat, wird als vordergründiges Gefühl die Unsicherheit spüren. Wenn ein Kind immer wieder hört, dass es gemein, dumm, faul, überheblich oder sonst wie fehlerhaft ist, wird genau das über sich denken und sich entsprechend verhalten. Wenn die Essenz der elterlichen Worte ist, dass der Nachwuchs sich immer wieder mit anderen Kindern vergleichen soll, verliert dieser den Wert seiner eigenen Persönlichkeit aus den Augen. Die Blickrichtung der Eltern entscheidet also in den ersten 20 Lebensjahren mit darüber, wie selbstbewusst und offen ein kleiner und junger Mensch sich fühlt und handelt. Und genauso, wie Sie als Frau oder Mann Ihr Leben gestalten, wird Ihr Kind empfinden und handeln.

Für eine vorteilhafte und stärkende Erziehung ist es also unwahrscheinlich wichtig, dass Mutter und Vater sich selbst reflektieren. Ihre Eltern haben das womöglich versäumt und Ihnen ihre Anschauungen, Forderungen, Bewertungen und Glaubenssätze auferlegt. Ungeprüft. Das ist relativ normal und war für die Generationen vor uns nicht anders möglich. Weder Ihre Eltern, noch Sie als heutige Mutter oder Vater eines minderjährigen Kindes sind an irgendetwas schuld, das schiefgelaufen ist. Jeder Mensch lebt, so gut er kann. Der erste Schritt, der eine Wende bringt, ist das Erkennen von alten und unguten Glaubenssätzen und Familienstrukturen. Das kann sich bisweilen wie ein wahnsinniger Befreiungsschlag anfühlen. Ein Beispiel: Sie erkennen im Zuge Ihrer „inneren Arbeit", dass Sie durch die körperliche oder psychische Gewalt Ihres Elternhauses innerlich abgestumpft sind. Dahinter finden Sie womöglich den Glaubenssatz „Liebe und Wertschätzung muss ich mir erarbeiten. Ohne Anstrengung und Disziplin geht gar nichts." Die Folge: Ihrem eigenen Kind verlangen Sie heute sehr viel ab und erziehen es äußerst streng und erfolgsorientiert. Wenn Ihr Sohn oder Ihre Tochter nun schon zehn Jahre alt ist, und Sie bemerken, dass er oder sie sich selbst sehr wenig zutraut und den eigenen Wert einzig an Schulnoten festmacht, dann können Sie in dieser Sekunde die Wende vollziehen. Die vergangenen zehn Erziehungsjahre sind nicht umzukehren, aber ein offenes und ehrliches Gespräch mit Ihrem Kind kann Berge versetzen. Sie können offen erzählen, wie es Ihnen geht. Dem Kind sagen, dass Sie feststellen, dass es kaum noch isst, wenn eine Mathematikarbeit bevorsteht. Es daran teilhaben lassen, dass es Sie schmerzt, wenn das Kind traurig über schlechte Zensuren ist. Sie können ihm davon erzählen, wie Sie groß wurden und dass Sie gerade erkennen, welche Auswirkungen Ihre Vergangenheit auf Ihr Kind hat. Gemeinsam sind Sie dann in der Lage, neue Wege einzuschlagen und Sie können Ihrem Kind immer wieder vermitteln, dass Sie es lieben. Auch, wenn es mit einer 4 nach Hause kommt. Sie sind nun jeden Tag aufs Neue imstande, Ihr Kind als eigenständige Person wahrzunehmen, das Schwächen und Stärken hat und so, wie es ist, absolut in Ordnung ist. Wenn Ihre Sichtweise sich dementsprechend ändert, verschaffen Sie Ihrem Kind den Freiraum, den es dringend benötigt. Dann darf es auch mal schlechte Zensuren schreiben, dann darf es falsch singen, dann darf es verlottert daheim auf dem Sofa sitzen – und wird trotzdem geliebt. Dann muss es nicht mehr Ihrem Anspruch nach Leistung und Anstrengung gerecht werden. So kann Selbstvertrauen in ihm wachsen.

Das Gegenteil sehr autoritärer und leistungsorientierter Eltern sind unsichere und ängstliche Erwachsene. Wenn Sie also beispielsweise feststellen, dass Sie in der meisten Zeit aus Angst oder Befürchtungen heraus handeln, dürfen Sie auch hier Ihre Ansichten umkehren und damit Ihrem Kind den Weg zu eigenem Selbstbewusstsein und Selbsterkenntnis ebnen. Wer als Mutter oder Vater eine übermäßige und ungesunde Angst vor Unfällen, seelischen Verletzungen oder Versagen hat, projiziert dies selbstverständlich auch auf den Nachwuchs. Das Zweijährige darf dann keine Treppen steigen, das Dreijährige darf nicht auf ein Spielgerät klettern und das Siebenjährige darf nicht alleine zum Freund um die Ecke radeln. Mit Ihrer Angst verursachen Sie Unmut in Ihrem Kind. Kinder benötigen für eine gesunde Entwicklung, und dazu gehört auch Resilienz, neben allen positiven Erlebnissen auch Tiefschläge, Schmerzen und unerfreuliche Erkenntnisse. Das tut vielleicht weh, stärkt aber einen Menschen ungemein. Dann lernt der Sohn, dass er doch nicht auf jeden noch so drahtigen Baum klettern kann und dass so ein kaputtes Knie lange weh tut. Dann lernt die Tochter, dass diese eine Freundin vielleicht doch nicht die Richtige ist, wenn sie ihr alle Verhaltensweisen vorschreibt („So einen Pulli kann man doch nicht anziehen! Wie siehst Du denn aus?! Ist ja mega uncool!“). Verwehren Sie dem Sohn aber von vornherein das Klettern und verbieten Sie der Tochter von vornherein den Umgang mit dem für Sie unsympathischen Mädchen, nehmen Sie dem Kind jeweils eine wichtige Erfahrung und die Chance, an schmerzhaften Erkenntnissen zu wachsen. Was können Sie tun? Da sein. Wenn das Knie blutet und wenn das Herz traurig ist, seien Sie da. Vertrauen Sie darauf, dass Ihr Kind die innere Stärke hat, Schmerzen zu verkraften und sich das nächste Mal selbst zu schützen. Zum Schluss, um es nicht unerwähnt zu lassen: Dies ist kein Plädoyer für Verantwortungslosigkeit. Natürlich darf ein Kind mit zwei Jahren niemals alleine eine Straße überqueren und selbstverständlich sollten Sie Ihr Kind vor gewalttätigen oder anderweitig gefährlichen Personen schützen. In wieweit Sie Ihren eigenen, unguten Glaubenssätzen hinterherhecheln und wo Sie als Erwachsener Ihrer Fürsorgepflicht nachkommen müssen, entscheiden Sie. Wo die Grenze zwischen notwendigen eigenen Erfahrungen des Kindes und objektiven

Gefährdungen liegt, muss jeder individuell und situationsabhängig entscheiden. Das gehört zum Eltern-Sein.

Bedürfnisorientierung als Familienwert

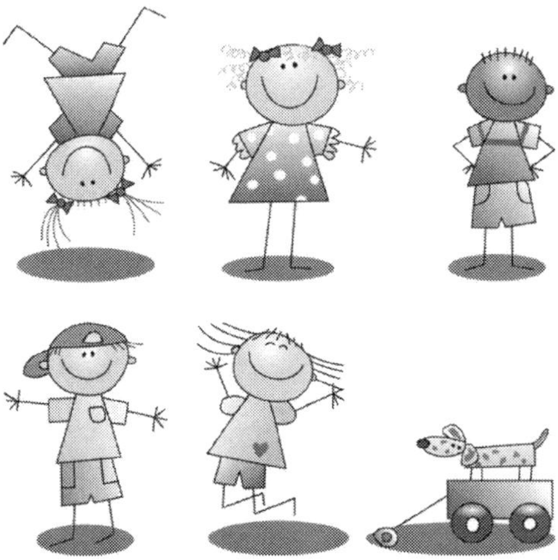

„Das Leben der Eltern ist das Buch, in dem die Kinder lesen."

-Augustinus Aurelius-

Was empfinden Sie, wenn Sie den Ausdruck „Bedürfnisorientierung" lesen? Abwehr? Interesse? Zustimmung?

Viele Menschen verstehen darunter die Unterordnung der Eltern. Das ist, um Missverständnisse sofort auszuräumen, nicht gemeint. Wenn sich eine Familie dazu entschließt, bedürfnisorientiert zu leben, dann haben alle, einschließlich der Eltern, etwas davon. Die

Orientierung an den individuellen Bedürfnissen ist ein unermesslich wichtiger Punkt, um Kinder zu selbstbewussten Wesen zu erziehen. Was denken Sie, braucht es, um „sich seiner selbst bewusst“ zu sein? Um den „Wert seiner Selbst“ zu fühlen? Als allererstes benötigt man den Bezug zu seinen Gefühlen. Das Wissen darum, dass man so, wie man ist, in Ordnung ist. Wenn das Leben innerhalb der Familie, ergo der Welt eines Kindes, sich an den Bedürfnissen und Anforderungen der Außenwelt orientiert, kann sich nur schwerlich wahres Selbstbewusstsein entwickeln. Ja, man könnte sogar sagen, je mehr ein Kind dazu erzogen wird, auf die Außenwelt zu achten, desto schädlicher ist dies für seine Persönlichkeit. Bedürfnisorientierung dagegen bedeutet, die Gefühle und Bedürfnisse eines Kindes zu jeder Zeit ernst zu nehmen und bedingungslos zu respektieren. Diese Erziehungs- und Lebensform schließt Bewertungen, Grenzüberschreitungen, Gewalt, Respektlosigkeit und Machterhalt seitens der Eltern aus. Wenn Sie, als wichtigste Bezugspersonen Ihres Kindes, ihm vorleben, dass alle Gefühle eine Berechtigung haben, dann wird das Kind in sich spüren, dass es richtig ist, so wie es ist. Zu jeder Zeit. Und übrigens auch dann, wenn es wutschnaubend und aggressiv in ein Kissen haut, weil es gerade nicht bekommt, was es will. Die häufigsten Fehler, die Eltern in der Erziehung machen, werden wir im nächsten Kapitel anschauen, hier wollen wir nun anhand einiger Beispiele verdeutlichen, wie man als

Familie drei, vier oder noch mehr unterschiedliche Bedürfnisse unter einen Hut bekommt (und ja, das ist tatsächlich nicht die einfachste Aufgabe).

Sie sind am frühen Abend mit Ihrem sechsjährigen Sohn zu Hause, die achtjährige Tochter wird gegen 20 Uhr zu Hause erwartet. Sie hatten einen langen Tag im Büro, Sie werden schon seit Stunden von Kopfschmerzen gequält und sind froh, wenn Sie endlich ins Bett gehen können. Der Sohn ist heute mies gelaunt und zieht Ihnen am „Rockzipfel", fordert Ihre Aufmerksamkeit und braucht viel mehr Zuneigung, als Sie ihm gerade geben können und wollen. Sie bereiten das Abendessen vor, und es klingelt an der Tür. Die Achtjährige wird von einer Freundin nach Hause gebracht und kommt ganz aufgeregt und wild schnatternd herein. Auch sie fordert Aufmerksamkeit, jedoch ganz anders als der Sohn. Mitten drin stehen Sie mit Ihrem Bedürfnis nach Ruhe und fühlen sich schuldig, gleichzeitig sind sie genervt und werden schon mal laut. So weit eine ganz normale familiäre Situation, wie es sie millionenfach gibt. Bedürfnisorientiert handeln Sie an einem solchen Abend zum Beispiel folgendermaßen: Sie erklären den Kindern, wie es Ihnen geht. Kein Gejammer oder Ähnliches, nur eine sachliche Darstellung Ihres Gefühls. Sie sagen auch, dass Sie wahrnehmen, wie sehr die beiden Sie gerade brauchen. Sie fragen die Kids, was für sie gut wäre. Gemeinsam essen und danach zehn Minuten kuscheln? Je nachdem, was ausgehandelt wird, organisieren Sie die kommenden 30 oder 45 Minuten. Sie versprechen der Tochter, sich morgen früh den ausführlichen Bericht des heutigen Nachmittags anzuhören und sind hier auch zuverlässig. Der Sohn bekommt heute die Liebe, die Sie übrighaben, morgen womöglich wieder viel mehr. Danach sorgen Sie für sich, indem Sie sich ins Bett legen und die Kinder bitten, Sie nicht mehr zu stören. Die beiden können im Kinderzimmer noch ein Hörspiel hören oder etwas malen.

Es ist Sonntag. Der Mann will zum Fußballspiel des örtlichen Clubs, die Kinder wollen Baden gehen, die Frau will sich mit ihrer Freundin treffen. Welche Bedürfnisse stecken hinter all diesen Wünschen? Ruhe? Leichtigkeit? Spaß und Gaudi? Gemeinschaft mit anderen? Finden Sie gemeinsam heraus, worum es jedem Familienmitglied geht. Dann suchen Sie Kompromisse. Es muss nicht sein, dass jeder das bekommt, was er gerade gerne hätte. Wichtig ist, dass sich jeder Einzelne in seinen Bedürfnissen gesehen fühlt. Vielleicht reicht es dem Mann des Hauses dann auch, nächsten Sonntag auf den Bolzplatz zu gehen, und er kann seiner Frau ermöglichen, für drei Stunden alles stehen und liegen zu lassen. Möglicherweise können die Kids auch damit umgehen, heute mit dem Vater Fußball zu schauen und morgen mit der Mutter das Freibad zu besuchen. Vielleicht kann die Frau auch ihre Freundin ins Freibad einladen und den

Kindern klarmachen, dass sie dort zwar als Aufsichtsperson anwesend sein wird, aber Ruhe für ein Gespräch mit der Freundin erwartet.

Es gibt im Leben einer Familie zahllose Momente, in denen ein Kind sich anders verhält, als es den Eltern lieb wäre. Dazu gehören das Brüllen im Supermarkt, das Ankleiden in äußerst gewagten Farbkombinationen, das Vermeiden von Vereinszugehörigkeit, das Schlafen im elterlichen Bett oder andere Beispiele. Bedürfnisorientiert handeln Sie als Mutter und Vater dann, wenn Sie Ihrem Kind jedes Gefühl, jeden Impuls zugestehen. Um wütend zu sein, muss man nicht den Wohnzimmerschrank zusammenschlagen, es tut auch ein Kissen. Aber lassen Sie Ihr Kind seine Aggression ausleben. Lassen Sie das Kind so lange in Ihrem Bett schlafen, wie es für Sie in Ordnung ist (wenn es das nicht mehr ist, kümmern Sie sich um eine andere Variante, denn Ihr Bedürfnis nach einem Bett ohne Kind ist auch wichtig!).

Die Orientierung an den individuellen Bedürfnissen lehrt ein Kind, dass es auf sich hören darf. Es darf sein, wie es ist und das ist, wie bereits erwähnt, der Grundstein für ein gesundes Selbstbewusstsein. Dies hat übrigens einen wunderbaren Nebeneffekt: Wer lernt, dass er okay ist, so wie er ist, hat keinen Grund, andere Menschen abzuwerten, sondern auch sie so sein lassen und akzeptieren, wie sie sind. Diese Toleranz, diese Art, jeden Menschen grundsätzlich zu respektieren, ist viel mehr als ein „Soft Skill“ und überaus wichtig in einer multikulturellen, globalisierten und komplexen Welt.

Strafen, Gewalt und Co.

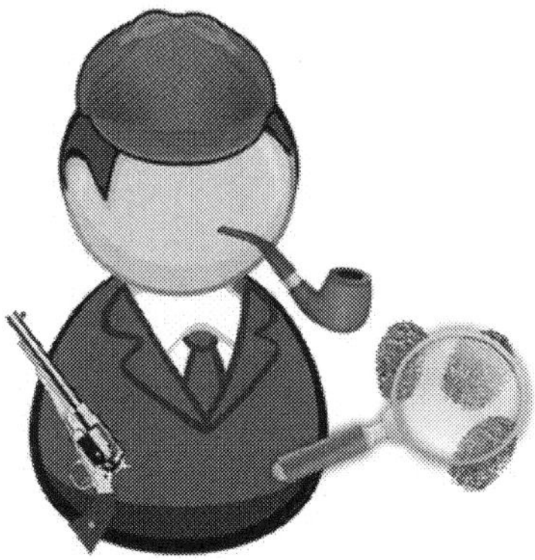

Sehen wir uns nun gemeinsam die gängigsten Erziehungsmethoden an, die dafür prädestiniert sind, das Selbstbewusstsein und die innere Stärke von Kinder und Jugendlichen zu schwächen.

Strafen androhen und ausüben:

- Wenn Du jetzt nicht sofort herkommst, streiche ich Dir diese Woche Dein Taschengeld".
- „Wenn Du nicht brav bist, kommt das Christkind dieses Jahr nicht zu Dir."

- „Wenn Du nochmal wegläufst, musst Du für zehn Minuten in Dein Zimmer und ich schließe die Türe ab.“
- „Du bist gemein zu deinem Bruder. Dafür bekommst Du heute Nachmittag kein Eis.“
- „Du hast eine 4 mit nach Hause gebracht. Das Übernachten bei Deinem Freund am Wochenende fällt somit ins Wasser.“

Haben Sie so oder so ähnlich schon einmal mit Ihrem Kind kommuniziert? Wahrscheinlich schon. Es ist uns antrainiert, dass Strafen notwendig und dass wir nur dann respektable Eltern seien, wenn wir unsere Vormachtstellung innerhalb der Familie demonstrieren. Auch steckt hinter einer solchen Art der Erziehung der Glaube, dass das Kind nur unter Druck das von uns gewünschte Verhalten zeigt (es muss also von uns gewaltsam in die „richtige“ Richtung gedrängt werden, andernfalls ist das Kind „falsch“.). Stimmt das? Ist das wirklich so? Haben Sie es schon anders versucht? Zugegeben: Strafen bewirken viel, weil Kinder natürlich unangenehmen Situationen aus dem Weg gehen wollen. „Bevor ich ins Zimmer gesperrt werde, befolge ich lieber, was meine Eltern sagen.“ Die Androhung und Umsetzung von Strafen führt für die Eltern meist zu einem schnellen zufriedenstellenden Ergebnis. Für das Kind heißt das: Ich bin falsch, wie ich bin und ich muss mit Gemeinheiten rechnen, wenn ich meine Bedürfnisse vertrete und für mich sorge. Wollen Sie das für Ihren Nachwuchs? Wie kann ein Kind so selbstbewusst werden? Es lernt doch das Gegenteil. Und wenn Sie versucht sind, Strafen als Konsequenz zu bezeichnen, hier der Unterschied:

Kind tanzt im Regen. → Es wird nass. = Konsequenz

Kind tanzt im Regen. → Fernseh-Verbot = Strafe

Konsequenzen sind das natürliche, unumgängliche Ergebnis eines Verhaltens. Strafen erfolgen mutwillig und entstehen nicht automatisch, quasi gottgegeben, als Folge aus einer Handlung. Dieser Unterschied ist sehr wichtig.

Gewalt:

Ihnen wird klar sein, dass körperliche Gewalt schädlich für die Entwicklung eines jeden Kindes ist. Schläge, Hiebe oder das Reißen am kindlichen Oberarm sind eine krasse Demonstration von körperlichen Überlegenheit und schmerzen sowohl am Körper, als auch in der Seele eines Kindes. Gewalt erzeugt eine tiefsitzende Angst und sollte für niemanden und in keiner Situation eine Option darstellen. Doch es gibt ja auch die leise, die unscheinbare psychische Gewalt. Auch Drohungen gehören in diesen Bereich. Immer dann, wenn ein Erwachsener ein Kind mit moralischen oder manipulativen Aussagen malträtiert, geschieht psychische Gewalt. Beispiele:

- „Nur, wenn Du Dich auf meinen Schoß setzt, schenke ich Dir das neue Buch."
- „Wenn Du diese Raupe zerdrückst, bist Du ein böses Kind."
- „Sei lieb zu Deiner Mama, sonst wird sie ganz traurig."
- „Weil Du XY getan hast, geht es mir schlecht."
- „Was sollen denn die Leute denken, wenn Du diese Hose trägst. Nimm dieses Kleid!"
- „Schau mal, wie brav alle anderen Kinder sind. Nur Du bist wieder unflätig!"

Natürlich müssen Erwachsene diese Sätze nicht ausformulieren, um dem Kind mit dieser Art der Unterdrückung und Manipulation zu begegnen. Oft reichen schon Blicke, denn Kinder sind sehr sensibel, spüren Schwingungen und Energien von den Menschen um sie herum ganz genau. Sie können als Eltern immer wieder hinterfragen, ob Sie gerade etwas sagen wollen, um das Kind in irgendeiner Form dazu zu bringen, sich schlecht zu fühlen. Ist dies der Fall, dann schlucken Sie die jeweilige Bemerkung hinunter und sehen Sie sich lieber die Bedürfnisse des Kindes an. Will es heute mit Stickern im Gesicht in den Kindergarten gehen? Na gut! Will es gerade rumrennen, auch wenn alle anderen stillsitzen? Geben Sie ihm in einem anderen Raum die Möglichkeit dazu!

Grenzüberschreitungen:

Die Überschreitung von Grenzen hat negative Auswirkungen auf das Selbstbewusstsein eines Kindes, weil ihm damit die eigene Integrität genommen wird. Ein Kind, dessen persönliche Grenzen immer wieder übergangen werden, lernt, dass dies Normalität ist. Es hat infolge dessen nicht mehr die Möglichkeit, seine Grenzen zu spüren und nach außen hin zu vertreten – dies wurde ihm aberzogen. Grenzen setzen zu können ist aber ein wichtiger Bestandteil von selbstbewusstem Leben und Handeln. Es geht sogar noch weiter: Nur wessen Grenzen respektiert werden, kann auch die Grenzen anderer respektieren. Wenn ein Kind die Oma nicht küssen will, darf es dazu nicht gezwungen werden. Wenn ein Kind mit dem Nachbarskind nicht spielen will, ist dies von allen anderen Personen zu akzeptieren. Wenn ein Kind nicht teilen will, ist das in Ordnung. Wenn ein Kind zum gängigen Zeitpunkt nichts essen möchte, darf man es nicht dazu zwingen, nur weil jetzt Mittag ist. Wenn ein Kind eine Grenze aufzeigt, hat man als Erwachsener nicht das Recht, diese zu übergehen. Doch auch hier besteht die Gefahr, dass Eltern ihre Verantwortung zu schnell an den Nagel hängen. Ein Beispiel: Das Kind ist vier Jahre alt und möchte partout nicht die Zähne putzen. Eltern wissen, dass dies gesundheitliche Gefahren birgt. Es sollte an dieser Stelle natürlich nicht die Lösung sein, das Zähneputzen zu unterlassen, bis alle Beißerchen schwarz sind. Aufgabe von Mutter und Vater ist es dann, ohne Gewalt zu gewährleisten, dass die Zähne regelmäßig geputzt werden. Ablenkungen, Vereinbarungen oder Gespräche können sehr hilfreich sein.

Rituale und Methoden zur Stärkung des kindlichen Selbstbewusstseins

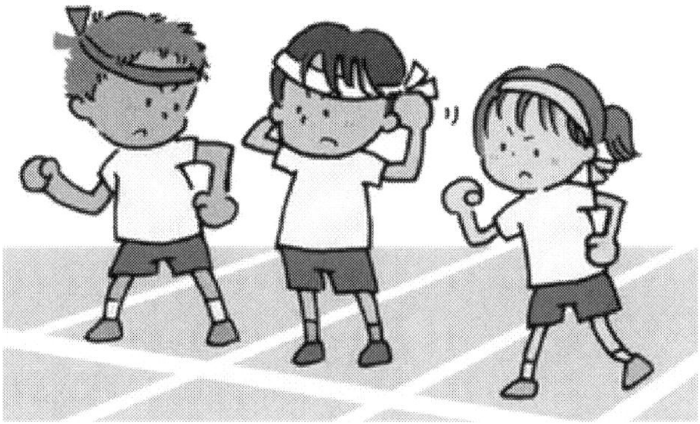

Kleinigkeiten, Grundsätzliches und Nebensächlichkeiten unterstützen das Selbstbewusstsein eines Kindes im Alltag. Die folgenden Rituale und Anregungen können Sie ganz einfach in die gemeinsame Zeit mit einbinden und Ihr Kind ohne viel Aufheben stärken.

Aufmerksamkeit: Wenn Ihr Kind spricht, hören Sie ihm wirklich zu. Versuchen Sie, in die Geschichte Ihres Nachwuchses einzutauchen. Möglicherweise können Sie sich nicht dafür erwärmen, wie viele Raupen es heute im Wald gefunden hat oder Ihnen ist gerade ziemlich schnuppe, was Lars und Laura heute im Kindergarten gemacht haben. Aber spüren Sie die Freude, die Ihr Kind spürt, wenn es davon erzählt? Sehen Sie die leuchtenden Augen? Spüren Sie mal rein in diesen kindlichen Enthusiasmus und nehmen Sie aufmerksam wahr, was der Nachwuchs zu sagen hat. Das elterliche wahrhaftige Sich-Zuwenden ist für Kinder sehr wichtig, zeigt es doch, dass sie wichtig und interessant sind.

Lob: Lob wird in einigen Familien inflationär und damit in ungünstiger Weise genutzt, um dem Kind Selbstbewusstsein zu vermitteln. Loben Sie Ihr Kind für das, was es tut und wie es ist, statt für eine Leistung. Statt „Du hast heute ein Tor geschossen, super!“ können Sie sagen „Du hast Dich wirklich angestrengt, das finde ich prima!“. Aus „So ein schönes Bild!“ wird „Du hast gut beobachtet und alles genau so gemalt, wie es ist, das finde ich toll!“. Versuchen Sie, das Kind zu sehen, nicht seine abgelieferten Ergebnisse. So lernt es ganz nebenbei, was es gut kann und kann sich in anderen, schwierigen Zeiten darauf besinnen.

Fragen: Stellen Sie Ihrem Kind ab einem gewissen Alter immer wieder Fragen zu seinem Empfinden. Ein Dreijähriges kann nicht beantworten, wie es ihm geht, wenn das Nachbarskind es vom Spielen ausschließt. Ein siebenjähriges Kind jedoch kann das ganz genau formulieren (traurig, wütend oder eher peinlich berührt?). „Wie geht's Dir dabei?“ ist eine wunderbare Frage, um Ihr Kind immer besser kennen zu lernen und ihm immer wieder die Möglichkeit zu geben, seine Gefühle zu benennen. Daraus resultiert mit den Jahren, dass das Kind sich selbst fragt „Wie geht's mir eigentlich dabei?“ und - vor allem – darauf Wert legt. Die Mitschüler sind fies und schikanieren Ihren Sohn, der doch so gerne zu dieser einen Clique dazugehören würde? Wenn er gelernt hat, sich zu fragen, wie es ihm dabei geht, kann er dann mit 12 Jahren sagen: „Immer, wenn diese Jungs mich auslachen, geht's mir richtig mies. Ich will da lieber gar nicht mehr hingehen.“ Das ist gelebtes Selbstbewusstsein: Grenzen ziehen, für die eigenen Gefühle einstehen.

Liebe benennen: „Ich hab‘ Dich lieb.“ oder „Schön, dass es Dich gibt.“ sind zwei simple und doch äußerst wirkungsvolle Aussagen, wenn Sie von Herzen kommen. Diese Worte braucht jedes Kind, um sich sicher, geliebt und berechtigt zu fühlen. Abends vor dem Schlafengehen, beim Autofahren, im Vorbeigehen oder auf einem kleinen Zettel dürfen Sie diese Sätze immer mal wieder an Ihr Kind herantragen. Einfach so. „Ich hab‘ dich lieb.“ Das tut gut.

Aufgaben: Jedes Kind kann ab einem gewissen Alter kleine Aufgaben übernehmen, die der Gemeinschaft nützen. Auch das schafft Vertrauen in die eigenen Kräfte und Talente. Schon die ganz Kleinen können das Müsli morgens in Schüsseln geben. Oder irgendwann helfen, das Gemüse für den Mittagstisch zu schneiden. Auch die sonntägliche Fahrrad-Fahrt zum nahegelegenen Bäcker kann zur Kinder-Aufgabe werden. Haustiere füttern, Blumen gießen, auf das Geschwisterkind aufpassen, sich selbst ankleiden. Für jedes Alter und jede Kindheitsphase lassen sich passende Aufgaben finden. Ihr Kind lernt dadurch, dass es ein unerlässlicher Teil einer Gemeinschaft ist, und dass es (gemäß seinen Talenten) einen wichtigen Beitrag für sein Leben und das der anderen leisten kann. Hier entstehen Glaubenssätze wie „Ich bin wichtig“, „Ich kann das alleine“ oder „Ich gehöre dazu.“

Leitsätze für Sie, die Ihrem Kind zu mehr Selbstwertgefühl im Alltag verhelfen

1. Ich höre meinem Kind gut zu: Zuhören ist nicht immer einfach, vor allem, wenn Ihnen zehntausend andere Sachen durch den Kopf gehen. Es gibt Ihrem Kind jedoch das Gefühl, wichtig zu sein und Ihnen die Möglichkeit, sich an Dinge, die Ihnen Ihr Kind erzählt hat, auch später noch zu erinnern.

2. Ich ermutige mein Kind: Aller Anfang ist schwer und vielleicht sind Sie selbst nicht immer von Anfang an von dem Erfolg Ihres Kindes überzeugt. Trotzdem ist es sehr wichtig, dass Sie Ihr Kind zu neuen Dingen ermutigen und ihm das Gefühl geben, immer hinter ihm zu stehen und ihm den Rücken zu stärken.

3. Ich liebe mein Kind bedingungslos: Bedingungslose ist nicht immer einfach, doch im Zusammenhang mit unseren Kindern sollte die Liebe niemals an bestimmte Erwartungen geknüpft sein.

4. Ich setze Grenzen: Klare Grenzen geben Ihnen die Möglichkeit, Ihr Kind zu schützen, ohne ständig in unmittelbarer Nähe zu sein. Ihrem Kind geben sie Sicherheit und eine klare Struktur.

5. Ich schenke meinem Kind Aufmerksamkeit: Ihr Kind kann nicht 24 Stunden am Tag im Fokus Ihrer Aufmerksamkeit sein, doch Sie sollten sich täglich ausreichend Zeit nehmen, um Ihrem Kind Ihre ungeteilte Aufmerksamkeit zu schenken. In dieser Zeit gilt nichts anderes, nur Ihr Kind und Sie.

6. Ich lasse Fehler zu: - sowohl bei Ihnen selbst, als auch bei Ihrem Kind. Wichtig ist, Fehler als solche zu erkennen und auszusprechen, ohne dass die Konsequenz gleich der Weltuntergang ist.

7. Ich unterstreiche das Positive: Auch Ihr Kind hat mal einen schlechten Tag. Machen Sie es an solchen Tagen auf die guten Dinge aufmerksam. Sie rücken dadurch die Welt wieder in das richtige Licht, wenn sie einmal ganz dunkel erscheint.

8. Ich vergleiche mein Kind nicht mit anderen: Jeder Mensch ist einzigartig und unvergleichlich. Lernen Sie, Ihr Kind mit all seinen Stärken und Schwächen anzunehmen.

9. Ich gehe mitfühlend mit meinem Kind um: Versuchen Sie, sich in die Gedanken und die Emotionen Ihres Kindes hineinzuversetzen und sich auf seine Ebene zu stellen.

10. Ich nehme mir Zeit für mich und meine Bedürfnisse: Nicht immer einfach. Als Eltern müssen erst die Bedürfnisse aller anderen befriedigt werden. Doch nur, wenn Sie sich selbst lieben und sich wertschätzen und sich gutes tun, dann können Sie diese Lebenseinstellung auch Ihrem Kind vermitteln.

Fantasiereise für die Altersgruppe 3 bis 5

Anleitung

Achten Sie darauf, dass Ihr Kind eine gemütliche Haltung einnimmt. Wenn Sie eine bestimmte Nische oder einen Ort im Haus haben, wo es sich besonders geborgen und sicher fühlt, wählen Sie ruhig diesen Ort aus. Auf diese Weise erreichen Sie, dass Ihr Kind sich wirklich entspannen kann und nicht ständig in Alarmbereitschaft ist. Sie möchten es mit dieser Übung nicht auf die Probe stellen oder eine Art Mutprobe machen. Es geht einzig und allein darum, dass sich Ihr Kind fallenlassen kann und sich in Gedanken auf die Geschichte, die Sie ihm erzählen werden, konzentrieren kann. Sie können diese Geschichte mehrmals erzählen, auf mehrere Tage verteilt. Dabei können Sie schauen, ob Sie den Ort langsam verschieben in Gegenden, in welchen Ihr Kind sich normalerweise nicht so viel aufhält. Diese Umstellung sollte jedoch schrittweise erfolgen und auf keinen Fall in irgendeiner Weise erzwungen werden. Sie werden selber merken, ob Ihr Kind sich mit der Zeit auch an ungewohnten Orten immer wohler fühlt oder ob es mehrere Anläufe benötigt, ehe es diesen Schritt wagen kann.

Stellen Sie Ihrem Kind eine weiche Unterlage zur Verfügung, auf welcher es bequem liegen kann. Sie sollten vor dem Beginn der Prozedur schon mit Ihrem Kind darüber sprechen, was als Nächstes geschehen wird. Auf diese Weise kann es sich gedanklich schon auf das nun Folgende einstellen. Fordern Sie Ihr Kind dazu auf, sich hinzulegen und sich zu entspannen. Den Kopf sollte es möglichst gerade halten, die Füße entspannt so legen, wie es ihm gemütlich erscheint. Die Arme sollten neben dem Oberkörper liegen. Damit erzielen Sie, dass es sich offen der Welt gegenüber positioniert. Es kostet einige Überwindung für ein sehr schüchternes Kind, sich so offen und schutzlos zu präsentieren. Die Arme dürfen nicht verschränkt sein und auch die Füße sollten nicht schutzsuchend angewinkelt sein. Als letztes fordern Sie Ihr Kind freundlich aber bestimmt dazu auf, die Augen zu schließen. Sagen Sie Ihm, Sie passen auf es auf und es ist neben Ihnen sicher. Sorgen Sie dafür, dass Ihr Kind keine Sorgen hat. Aus diesem Grund bietet es sich an, dass Ihr Kind sich an einem gewohnten Ort befindet. Auf diese Weise ist es nicht damit beschäftigt, welche Eindringlinge vielleicht in den nächsten Minuten seine Privatsphäre und Ruhe stören könnten. Außerdem müssen Sie erreichen, dass sich Ihr Kind auf das Jetzt konzentriert. Sie sollten die Traumreise deshalb nicht kurz vor einem erwarteten Augenblick durchführen. Kurz vor dem Essen, dem Baden oder dem geliebten Sandmännchen, ist Ihr Kind nicht mehr in der Lage, sich auf den Moment zu konzentrieren, sondern befindet sich bereits in einem Zustand von Vorfreude.

Fangen Sie damit an, Ihr Kind auf seinen Körper aufmerksam zu machen. Fragen Sie es, ob es seine Füße spürt, wie sie warm unter der kuscheligen Decke liegen. Ob es seine Finger spürt, die entspannt neben dem Oberkörper auf der Matte liegen. Ob es seinen Atem hört. Atmen Sie an dieser Stelle gleichmäßig und langsam tief ein und aus, damit sich Ihr Kind Ihrem Rhythmus anpasst. Nun fangen Sie langsam an, zu erzählen. Mit einer ruhigen, tiefen, entspannten Stimme.

Erzählung

Stell dir vor, du gehst einen breiten Pfad entlang. Neben dem Weg siehst du Blumenwiesen, die bunt leuchten. Du kommst an eine Pforte, öffnest sie und trittst in einen wunderschönen Garten. Der Weg hört auf aber du gehst einfach hinein in die bunten Blumen. Riechst du, wie sie duften? Da ist der rote Mohn, seine Blütenblätter schaukeln im Wind. Dort sind Pusteblumen, der Wind fährt durch sie und du schaust den kleinen Samen hinterher, wie sie durch die Luft fliegen, immer höher und höher. Als du wieder runterschaust siehst du ein kleines Wesen in grünen Hosen und mit einem Hut auf dem Kopf. Es schaut dich neugierig an und lächelt dir zu. Du lächelst zurück und gehst langsam auf das Wesen zu. Es fängt an, zu lachen und sich im Kreis zu drehen. Es freut sich, dass du zu ihm gefunden hast. Nun siehst du, dass es lange, feine Flügel hat, die im Sonnenlicht schimmern. Es winkt dir zu und sagt dir mit einer klaren Stimme, dass du ihm folgen sollt. Du gehst hinter ihm her und es führt dich durch die Blumen zu einem hohen Baum. An dem Baum ist eine Schaukel, du strahlst und setzt dich auf die Schaukel. Das kleine Wesen hilft dir und gibt dir Anschwung. Du schaukelst immer höher und höher, siehst, wie die Blumen unter dir im Wind hin und her schwingen. Saugst den Duft ein, riechst du, wie die Blumen duften? Du schaukelst immer höher und siehst den blauen Himmel über dir. Nun kannst du über den

Garten hinweg schauen, du siehst den Wald und die Felder. Du hörst das Rauschen eines Flusses, hörst du, wie das Wasser plätschert? Du siehst Rehe am Waldrand auf dem Feld und ein Schwarm Vögel fliegt auf. Die Vögel zwitschern und singen und fliegen immer höher. Du schaust dich um und siehst das kleine Wesen neben dir fliegen. Du schaukelst nun so hoch, dass du eine Wolke genau über dir hast. Noch einmal Anschwung machen und du befindest dich mitten in der Wolke. Nach was schmeckt die Wolke? Sie duftet nach Zuckerwatte und du leckst dir über die Lippen. Sie schmeckt süß und herrlich! Langsam hält das kleine Wesen die Schaukel an, du steigst ab, drehst dich im Kreis vor Freude. Du wirfst die Arme von dir und jubelst und juchzt. Wie freust du dich? Das kleine Wesen freut sich mit dir und schwirrt um dich herum. Du gehst langsam wieder durch die Blumen zu der Pforte, drehst dich um und winkst dem kleinen Wesen zu. Dann gehst du durch die Pforte hindurch und befindest dich wieder auf dem breiten Weg. Du siehst noch einmal die Blumen, wie sie herrlich in der Sonne glänzen. Du saugst den Duft auf, wie atmest du ein? Du weißt, dass du immer zurückkehren kannst an diesen wunderbaren Ort. Du wirst niemals den Weg und die kleine Pforte vergessen. Du lächelst und streckst langsam deine Füße. Spürst du, wie die Decke sie streichelt? Nun streckst du die Arme aus, bewegst jeden Finger. Du atmest tief ein und aus und öffnest langsam die Augen. Willkommen zurück mein Kleines.

Diese Geschichte ist ganz einfach aufgebaut, sie braucht kein Spektakel und aufregendes Geschehen. Die Details der Blumen, des kleinen Wesens (welches weder männlich noch weiblich vorgeschrieben ist), die Tiere und die Landschaft, all diese Dinge sind voll von Kleinigkeiten und Details, die in den Gedanken Ihres Kindes zum Leben erweckt werden.

Es begibt sich alleine auf die Reise, dies braucht Stärke und Neugier. Der breite Pfad gibt ihm Sicherheit, es hat keine Angst, vom Weg abzukommen. Der Garten voller Blumen, die gut duften, lässt es seine Sorgen vergessen und die Schaukel zeigt ihm, wie furchtlos es sich in die Höhen schwingen lassen kann und dabei so viel Schönes entdeckt.

Fantasiereise für die Altersgruppe 6 bis 9

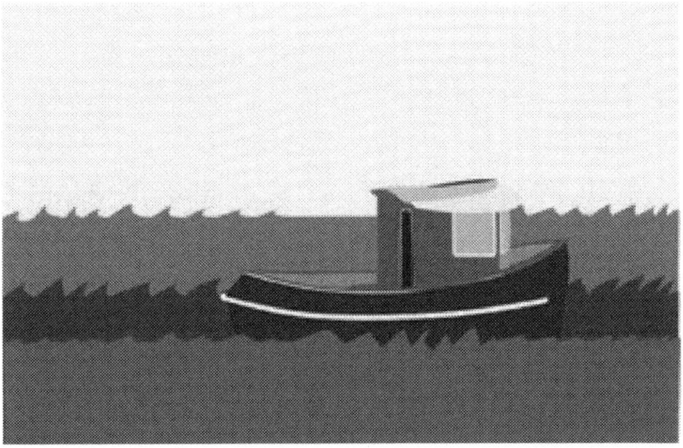

Anleitung

Sie sollten sich mit Ihrem Kind an einen ruhigen Ort zurückziehen. Ihr Kind braucht etwas Zeit, um aus dem Alltagsrummel auszusteigen und sich Ihnen und Ihrer Geschichte zuzuwenden. Diese Übung ist nicht immer einfach, zeigt jedoch eine deutliche Wirkung. Die Welt dreht sich stetig schneller und in einer Zeit, in welcher Fernsehen und Smartphones unseren Alltag bestimmen und wir in einer rasanten Geschwindigkeit mit Nachrichten und Neuigkeiten überschüttet werden, hilft eine Fantasiereise, um zu entschleunigen und dabei ganz nebenbei und ohne großes Aufhebens darum zu machen, das Selbstvertrauen Ihres Kindes zu stärken. Achten Sie darauf, dass Ihr Kind es gemütlich hat. Am einfachsten ist das im Liegen, dabei können eine weiche Matte oder ein Teppich als Unterlage dienen. Es hilft, kein Kissen zu haben, damit der Körper Ihres Kindes ganz gerade auf dem Untergrund ruht und das Blut optimal zirkulieren kann. Helfen Sie Ihrem Kind dabei, zur Ruhe zu kommen, indem Sie es auf die einzelnen Teile seines Körpers aufmerksam machen. Fordern Sie es auf, ein bisschen mit den Zähen zu spielen, damit es sich langsam aber stetig immer mehr auf seinen eigenen Körper konzentriert und sich gedanklich von seiner Umgebung entfernt. Bitten Sie Ihr Kind, in Gedanken von den Füßen bis hin zum Kopf zu wandern, dabei tief einzuatmen und genau zu spüren, wie sich sein Brustkorb hebt und senkt. Sie können diesen Prozess unterstützen, indem Sie auch entspannt tief einatmen und die Luft langsam wieder aus sich herausströmen lassen. Diese Fantasiereise dient dazu, sich vom Alltag und der Realität zu lösen und in einem Zustand von körperlicher Entspannung im Geiste große Abenteuer zu erleben.

Erzählung

Schließe deine Augen, atme langsam ein und aus und stelle dir vor, du stehst an einem kleinen Hafen. Du siehst aufs weite Meer hinaus. Du gehst langsam einen Steg entlang auf ein großes Schiff zu, dass sich in den Wellen schaukelt. Über eine Leiter kletterst du auf das Schiff, du bist neugierig, was sich wohl an Bord befinden mag. Du reckst deinen Kopf über die Reling, kannst aber niemanden sehen und ziehst dich das letzte Stück über das Geländer des Schiffes. Auf dem Schiff ist es ruhig, aber du verspürst keinerlei Angst, nur Neugierde. Was mag sich in der Kajüte verbergen? Du gehst durch die Tür hinein und es riecht nach alten Stoffen und Holz. Die Fenster stehen offen und du kannst vor dem weiten Horizont und dem offenen Meer einen Schreibtisch sehen, auf dem ein Papier liegt. Du stürmst auf den Tisch zu und schaust dir das Blatt genauer an. Es scheint alt zu sein, ist schon ganz vergilbt an den Ecken und riecht feucht. Neben dem Papier liegt eine Flasche, aus der ein Korken gezogen wurde. Eine Flaschenpost also! Du beugst dich über das Blatt Papier und versuchst zu entziffern, was dort steht. Du liest langsam und deutlich "Bitte helft mir! Ich warte auf der Insel auf euch!" Du versuchst, dich an die Insel zu erinnern und hörst plötzlich Geräusche auf dem Deck des Schiffes. Du gehst hinaus und dort sind 7 Matrosen, die gerade an Bord klettern. Als sie dich sehen brechen sie in Jubel aus.

“Endlich, da bist du ja, wir haben dich überall gesucht und konnten dich nicht finden! Du weißt, wo die Insel ist und wirst uns dort hinführen.” Einer der Matrosen setzt dir einen großen bunten Hut auf den Kopf und plötzlich weißt du wieder, was zu tun ist! Du läufst hinter das Steuerrad des großen Schiffes und fängst an, den Matrosen Anweisungen zuzurufen. Ihr fahrt hinaus aufs Meer und entfernt euch immer mehr vom Festland. Die Wellen werden immer höher, einige Matrosen bekommen Angst, doch du tröstest sie und versprichst ihnen, dass ihnen nichts passieren wird. Nach einiger Zeit kommt eine kleine Insel in Sicht, als ihr näher kommt seht ihr, dass dort auf der Insel ein winziges Haus steht. Ihr fahrt noch näher heran und seht, dass aus dem Haus …XXX... (an dieser Stelle den Namen des besten Freundes/der besten Freundin/des geliebten Kuscheltiers/des Haustiers oder einer anderen Person einfügen) läuft und auf euch zukommt. Ihr schwimmt an Land und rettet ...XXX..., der/die dir in den Arm fällt. Wieder zurück auf dem Schiff veranstaltet ihr einen Freudentanz und erzählt ...XXX..., wie du die Insel gefunden hast und das Schiff gesteuert. Ihr fahrt zurück in den kleinen Hafen, legt an und springt von Bord. Dann gehen du und ...XXX... Hand in Hand über den Steg wieder an Land.

Langsam merkst du, dass du zu mir zurückkehrst. Spürst du deine Füße, wie sie unter der kuscheligen Decke anfangen zu tanzen? Merkst du, wie deine Finger miteinander spielen und sich deine Brust hebt und senkt? Spürst du deinen langsamen Atem? Öffne nun deine Augen.

Sie schicken Ihr Kind auf eine abenteuerliche Reise. Es ist zunächst allein und kennt sich in der Umgebung nicht aus. Doch es geht tapfer an Bord und verspürt keine Angst. Dann kommen die Matrosen, es fühlt sich vielleicht erst einmal unwohl unter unbekannten Menschen, doch die Matrosen zeigen sofort ihre Begeisterung und ernennen Ihr Kind zum Anführer der Gruppe. Ihr Kind lernt, wie es das Schiff mit ruhiger Hand und ebenso ruhigen Nerven über das Meer lenkt und seinen besten Freund rettet. Dieses Abenteuer, verbunden mit der Rettung und der Freude aller beteiligten, ist ein absolutes Erfolgserlebnis für Ihr Kind. Es wird sich stark, unerschrocken und abenteuerlustig fühlen. Auch bei dieser Geschichte wurde wieder sehr genau darauf geachtet, dass sich die Erzählung sowohl für Jungen, als auch für Mädchen, eignet.

Fantasiereise für die Altersgruppe von 9 bis 13

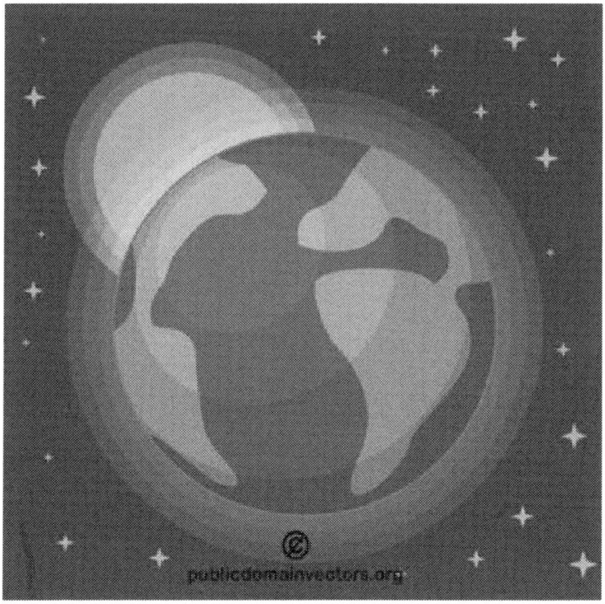

Anleitung

Sie müssen erreichen, dass Ihr Kind die Außenwelt ausblendet und sich ganz auf die Gedanken in seinem Kopf konzentriert. Dies schaffen Sie am besten, indem Sie ablenkende Dinge wie laute Musik und das Geräusch des Fernsehers im Hintergrund ausschalten. Darüber hinaus sollten Sie darauf achten, dass auch Ihr Smartphone und das Ihres Kindes (wenn es eines besitzt) auf lautlos gestellt sind. Fordern Sie Ihr Kind auf, sich hinzulegen. Auch wenn das Sofa ein sehr gemütlicher Ort ist, eignen sich eine Matte oder ein Teppich auf dem Boden besser. Bereiten Sie Ihr Kind vor, indem Sie bereits vor dem Beginn der ganzen Prozedur mit ihm sprechen. Auf diese Weise kann es sich gedanklich auf diese Übung einstellen. Der Vorgang ist der gleiche wie bei kleineren Kindern. Es ist wichtig, dass Ihr Kind seine Konzentration auf seinen Körper und seinen Geist lenkt. Dazu können Sie es fragen, ob es seine Füße spürt und wie sein Blut seinen Körper durchläuft. Es soll seine Hände entspannt neben sich auf dem Boden platzieren, die Handflächen sollten nach oben zeigen und die Arme ganz entspannt sein. Nun lenken Sie seine Gedanken immer mehr auf den Kopf und den Geist. Fordern Sie es auf, die Augen zu schließen und sich auf seine Atmung zu konzentrieren. Wenn Sie selbst auch langsam und geräuschvoll ein und ausatmen, dann übernimmt Ihr Kind das ganz automatisch. Sagen Sie Ihrem Kind, dass es sich keine Sorgen machen braucht, dass jetzt um es herum überhaupt nichts spannendes passieren wird und es sich ganz auf die Übung konzentrieren kann.

Erzählung

Du wachst auf und merkst, dass die warme Sonne auf deiner Wange kitzelt. Als du die Augen öffnest, siehst du einen lichtdurchfluteten Raum, ganz aus Bambus. Dein Bett ist weich und du fühlst dich ausgeruht und voller Energie, um neue Dinge zu entdecken. Du stehst langsam auf und schaust dich nach allen Seiten in diesem Raum um. Das Bambusholz hat eine warme, einladende Farbe und das Bett, in welchem du geschlafen hast, ist ganz weiß. Auf einem Tisch siehst du einen großen Briefumschlag. Du gehst auf ihn zu, nimmst den Umschlag vom Tisch und machst ihn auf. Es fällt eine Karte heraus und du liest gespannt, was dort steht. Es ist eine fremde Sprache, du siehst verschnörkelte Buchstaben und zuerst ergibt das alles keinen Sinn. Doch dann werden die Buchstaben zu Worten und dort steht, du sollst die Kleidung anziehen, die neben dem Umschlag auf dem Tischchen liegt. Es ist dünne, reisfeste Kleidung, ganz in Erdtönen und grün gehalten. Du ziehst dich an und nimmst dir ein paar Früchte von einem großen Teller, der neben einem Fenster auf einer Kommode steht. Dabei wirfst du einen Blick aus dem Fenster und schaust über weite Wälder. Die Farben überwältigen dich, bunte Blumen blitzen zwischen den Zweigen hindurch und du merkst, dass du dich weit über den anderen Baumkronen befindest. Du schaust dich um und erblickst eine Tür am anderen Ende des Zimmers. Du gehst auf diese Tür zu, öffnest sie und siehst eine Leiter, dessen Enden weit unter dir in der Erde festgemacht sind. Du steckst die Früchte, die du von dem Teller genommen hast, in eine Tasche, hängst sie dir um und kletterst die Leiter hinunter. Angst hast du keine, du fühlst, wie du mit den Händen kräftig die Seile der Leiter umfasst und der Wind durch deine Haare weht. Es ist nur eine leichte Brise, aber sie weht den Duft von exotischem Obst und zahlreichen Blumen zu dir hinauf. Unten angekommen schaust du dich um, doch du siehst keine Menschenseele. Dort ist ein kleiner Pfad, der sich schnell im Dickicht des Dschungels verliert. Du gehst den Weg entlang, schlägst dich dann immer tiefer in den Urwald hinein und bleibst immer mal wieder stehen, schaust nach oben in die Baumkronen, in denen du die Flügelschläge und den Gesang der Vögel hörst. Hinter dir raschelt es und als du dich umsiehst ist dort ein kleiner Affe, der auf einem Ast sitzt und eine Frucht isst. Er schaut dich interessiert an und als du weitergehst folgt er dir in gleichbleibendem Abstand. Nach einiger Zeit jedoch verliert er seine anfängliche Angst, er kommt immer näher an dich heran, klettert auf deine Schulter und spielt mit deinen Haaren. Du gehst weiter und gelangst an eine kleine Lichtung. Irgendwo in der Nähe muss es einen Fluss geben, hörst du, wie das Wasser über die Steine des Flussbetts rauscht und wie es gluckert? Du schaust dich genauer auf dieser Lichtung um und entdeckst einen Baumstamm, der vor kurzem umgefallen zu sein scheint. Als du näher an diesen Stamm herantrittst hörst du es leise fauchen und miauen. Die Laute werden immer deutlicher, umso mehr du dich dem umgefallenen Baumstamm näherst. Du entdeckst ein Loch in der Erde und kleine gelbe Augen schauen dich erwartungsvoll an. Die Pantherjungen sind im Bau gefangen, der Baumstamm versperrt ihnen den Weg. Du schaust dich um, kannst aber die Mutter der Kleinen nirgendwo sehen. Du suchst ein passendes Werkzeug, mit dem du den Stamm zur Seite schieben kannst und findest einen großen Ast, den du verwendest, um den Baumstamm weg zu stemmen. Die Kleinen tapsen, zuerst vorsichtig, dann immer übermütiger, aus der Höhle und schmiegen sich an deine Beine. Du bückst dich, streichelst über ihr samten weiches, schwarzes Fell und hörst, wie sie anfangen zu schnurren. Plötzlich hörst du den Affen, den du ganz vergessen hattest, rufen. Du drehst dich um und dort steht auf der Lichtung, nur wenige Meter von dir entfernt, die Panthermutter. Sie betrachtet dich aus ihren gelbgrünen Augen und du kannst deutlich erkennen, dass sie sich Sorgen um ihre Babys gemacht hat. Als sie erkennt, dass du ihre Kleinen befreit hast, kommt sie auf dich zu und schmiegt sich an deine Beine. Sie reicht dir bis zur Hüfte und du musst aufpassen, dass sie dich nicht umwirft in ihrer Freude. Zufrieden siehst du, wie sie ihre Kinder ableckt und sie zurück in ihren Bau trägt. Dann machst du dich auf den Rückweg, der Affe begleitet dich ein Stück und zupft dir an den Haaren und der Kleidung. Du erinnerst dich an die

Früchte in deiner Tasche und gibst ihm eine saftige Mango, die er sofort schmatzend auffrisst. Am Baumhaus angekommen verschwindet der Affe im Unterholz des Dschungels und du machst dich daran, die Leiter wieder hinaus zu klettern. Der Aufstieg ist lang, doch du merkst davon gar nichts. In Gedanken bist du noch bei der Panthermutter und ihren Kindern. Im Baumhaus angekommen streifst du deine Kleidung ab, setzt dich auf das Bett und schaust aus dem Fenster. Die Sonne geht langsam unter und siehst, wie die Vögel in ganzen Schwärmen aus den Baumkronen auffliegen, nur um sich kurz darauf wieder niederzulassen und einen Ort zum Schlafen zu suchen. Während du noch die Bäume und den Himmel betrachtest merkst du, wie deine Füße wärmer werden und du streckst sie ganz vorsichtig. Zeh um Zeh bewegst du langsam. Du spürst, wie die Wärme aufsteigt, durch deine Beine in deinen Bauch wandert und sich von dort aus auf deine Arme ausbreitet. Du bewegst den Kopf langsam hin und her, streckst deinen Nacken und hörst deinen Atem. Langsam und gleichmäßig - ein und aus- so atmest du. Nun öffnest du langsam deine Augen und befindest dich wieder bei mir.

Diese Geschichte ist darauf ausgerichtet, sowohl Mädchen, als auch Jungen, in ein Fantasieland hinein zu begleiten. Im Fokus steht die Möglichkeit, die Angst vor dem Ungewissen zu überwinden. Die lange Leiter führt hinaus aus dem Schutz spendenden Haus und hinein in einen dichten Dschungel. In keinem Moment steht jedoch im Raum, dass dies eine beängstigende Situation ist oder eine Gefahr bevorsteht. Ihr Kind begibt sich ganz allein auf diese Reise und fühlt sich doch in keiner Sekunde ungeschützt oder ausgeliefert. Es geht darum, Sicherheit zu vermitteln in Situationen, in denen Ihr Kind sich alleine befindet. Der Panther ist ein majestätisches Tier, das Kraft und Mut ausstrahlt. Doch die kleinen Pantherjungen sind auf die Hilfe Ihres Kindes angewiesen. Ihr Kind befindet sich in einer Situation, in der es gebraucht wird und selbständig die Lösung zur Bewältigung eines Problems finden muss. Dies geschieht ganz ohne Angst oder Sorgen. Die Belohnung ist die Reaktion der kleinen Panther und ihrer Mutter. Zurück im Baumhaus hat Ihr Kind die Möglichkeit, über das Erlebte nachzudenken und dabei die Schönheit des Dschungels und seiner beheimateten Lebewesen zu erkennen.

Bonus: Mobbing bei Kindern und Jugendlichen

Unter Mobbing versteht man allgemein die verschiedenen Arten, mit denen einem Kind oder Jugendlichen das Leben schwer gemacht wird. Mobbing kann ganz subtil vonstattengehen und wird meistens zu Beginn weder von Eltern, Lehrern oder anderen Bezugspersonen bemerkt. Mobbing sollte jedoch nicht mit normalen Konfliktsituationen verwechselt werden, die Kinder und Jugendliche im Laufe ihres Erwachsenwerdens durchleben. Wer Ärger mit einem Klassenkameraden hat oder sich mit einer Gruppe von Schülern immer mal wieder streitet, der wird nicht automatisch gemobbt. Mobbing zeichnet sich vor allem dadurch aus, dass das betroffene Kind

1. sich nicht wehren kann,

2. alleine ist und

3., dass sich die fiesen Attacken wiederholen und immer intensiver werden.

Hier ein kleines Beispiel um den Unterschied zwischen einem normalen Konflikt und einem Mobbing-Angriff auf einfache Weise zu verdeutlichen:

- Ein normaler Vorgang zwischen zwei Drittklässlern könnte sein, dass Kind A sich ungefragt den Stift von Kind B nimmt. Kind B wird sauer und will den Stift zurück. Kind A sagt, es habe den Stift nicht mehr. Kind B beginnt zu suchen und findet den vermissten Stift nicht mehr. Kind A entschuldigt sich, hilft bei der Suche und sorgt in der letzten Konsequenz für Ersatz.

- Mobbing ginge jedoch so: Kind A nimmt sich ungefragt den Stift von Kind B und tut dies nicht nur aus praktischen Gründen, sondern mit böser Absicht. Kind B will den Stift zurück, Kind A sagt aber, der Stift sei verschollen und rückt ihn nicht mehr heraus. Kind B beginnt seinen Stift zu suchen, während Kind A sich an der Not des anderen erfreut und keine Hilfe anbietet oder leistet. Vor allem dann, wenn ein solcher Vorfall wiederholt geschieht, kann man von Mobbing sprechen.

Mobbing entsteht jedoch nicht zufällig. Es braucht mehrere Komponenten, die zusammenkommen müssen, damit sich ein so destruktives Macht-Ohnmacht-Verhältnis aufbauen kann. Oftmals beginnt alles mit einem Streit oder einer Meinungsverschiedenheit zwischen zwei Kindern oder Jugendlichen. Wird aus diesem Konflikt eine richtige Feindschaft, also wenn eins der beiden Kinder zum Beispiel jede Friedensbemühung abblockt oder andere mit in seinen Konflikt verstrickt, verhärtet sich die Situation bereits. Wenn an dieser Stelle von Seiten eines Kindes konkrete Versuche unternommen werden, Macht zu demonstrieren, wird das andere Kind sehr schnell in die Opferrolle gedrängt werden. Sind die Rollen erst einmal vergeben, werden Täter und Opfer schwer wieder daraus ausbrechen können. Aus dem dauerhaft anhaltenden Stress können auch Krankheiten resultieren. Übrigens gibt es hierzu statistisch keine klaren Unterschiede zwischen den Geschlechtern, sowohl auf Seiten der Opfer, als auch auf Seiten der Täter.

Doch nicht nur aufgrund von faktischen Konflikten beginnen immer mehr Kinder und Jugendliche damit, andere zu mobben. Auch die bloße Andersartigkeit von Einzelnen kann dazu führen, dass sie Opfer von Mobbing-Angriffen werden. Wenn also ein Kind unsportlicher ist als alle anderen oder wenn ein Kind einen anderen religiösen Glauben hat als der Rest einer Gruppe, stachelt dieser Umstand diejenigen Kinder an, die sich gerne Opfer suchen. Doch was wollen mobbende Kinder und Jugendliche erreichen? Es geht hier ganz klar um die Ausübung und das Genießen von Macht. Untergraben sie die Autonomie eines anderen Kindes oder sind sie imstande, einem anderen Kind Angst einzuflößen, fühlen sie sich selbst stark und mächtig. Es ist nicht schwer zu erraten, dass die sogenannten „Täter“

also im Grunde ein kleines Selbstbewusstsein haben, dass sie durch diese Art der Machtausübung kompensieren. Kinder, die mit sich zufrieden sind, können offen für alle anderen Persönlichkeiten sein und sich gesund von denen abgrenzen, mit denen sie sich nicht so gut verstehen. Oftmals leiden mobbende Kinder und Jugendliche in ihren elterlichen Heimen auch unter psychischer und/oder physischer Gewalt. Die selbst erlebte Unterdrückung findet dann an anderer Stelle durch das Mobbing Ausdruck.

Doch was sind die Gründe dafür, dass ein Kind Opfer einer solchen Situation wird? Natürlich spüren die soeben beschriebenen „Täter“ ganz genau und innerhalb von Sekunden, mit welchem Persönlichkeitstyp sie es zu tun haben, wenn sie auf andere Kinder/Jugendliche treffen. Ist ein Kind körperlich unterlegen und zeigt eine gewisse Schwäche, wird es eher zum Mobbingopfer als ein kräftiges und stabil gebautes Kind. Auch psychische Schwäche oder grundlegende Unsicherheit erkennen andere Kinder sofort und können dies eventuell für ihre Zwecke ausnutzen. Und wer in irgendeiner Form anders ist als andere, zum Beispiel eine andere Hautfarbe oder ein deutlich höheres Gewicht hat, eine andere Religion lebt oder teurere/billigere Kleidung trägt, kann schnell zum Außenseiter und Opfer von fiesen Klassenkameraden werden. Generell sind überangepasste und ängstliche Kinder häufiger betroffen von Mobbing, da sie schlicht und ergreifend „leichte Beute“ sind.

Kinder und Jugendliche, die Mobbing erleben mussten, haben meist noch lange Zeit danach mit schwerwiegenden Auswirkungen zu kämpfen. Anders als Erwachsene, die beispielsweise unter einem mobbenden Kollegen leiden, befinden sich Kinder und Jugendliche im inneren und äußeren Wachstum. Sie sind weder seelisch, noch charakterlich oder physisch ausgereifte Personcn, was sie zu leichten Opfern macht und ihre Entwicklung in jedem der angesprochenen Aspekte immens schwächen kann. Neben der aktuell schwierigen Zeit, die die Opfer von Mobbing erleben, bleiben bei so jungen Betroffenen auch tiefe seelische Narben, die nicht so einfach wieder verheilen. Untersuchungen zeigen, dass Mobbingopfer auch viele Jahre nach der Schulzeit häufiger zu Depressionen neigen als Menschen, die als Jugendliche nicht gemobbt wurden. Durch die massive äußere Störung während der Entwicklung, haben die Leidtragenden also auch später Probleme, ihr Leben gut meistern zu können.

Mobbing hat viele Gesichter

Heutzutage findet Mobbing nicht mehr zwangsläufig auf dem Pausenhof oder dem Schulweg statt. Natürlich sind diese beiden Bereiche des täglichen Lebens weiterhin Schauplätze von Mobbingattacken zwischen Kindern und Jugendlichen, doch auch im Internet und über Smartphones wird immer häufiger gemobbt und diffamiert. Während im lokal eingegrenzten Rahmen der Schule Mobbing häufig in Form von physischer Gewalt, Beleidigung, Bloßstellung oder Ausgrenzung stattfindet, bietet das Internet den Tätern noch weitaus mehr Möglichkeiten, ihren Opfern zu schaden. Das hat für die Täter natürlich den Vorteil, nicht von Angesicht zu Angesicht ihre Gemeinheiten ausüben zu müssen. Stattdessen können sie sich in einem für sie geschützten Rahmen ihre Angriffe überlegen und ausführen. Des Weiteren verbreiten sich Posts und Nachrichten über die neuen Medien in einer rasenden Geschwindigkeit und sorgen so für viel Publikum für den Angreifer und besonders viel Scham beim Opfer. Im Internet ist der Angreifer recht gut durch seine Anonymität geschützt, und es kann sogar schwierig werden, seine Identität herauszufinden bzw. Beweise dafür zu finden, wer hinter einer Verleumdung oder Beschimpfung steckt. Mittlerweile gibt es Studien zu diesem Thema, die unter anderem besagen, dass bis zu 50% der Oberstufenschüler in Deutschland bereits Opfer von virtuellen Angriffen wurden. Für die betroffenen Jugendlichen ist dies besonders schlimm, weil das Mobbing nun nicht mehr „nur" in der Schule, sondern auch zu Hause stattfindet, da beinahe jeder Jugendliche über ein Smartphone und einen heimischen Internetanschluss verfügt.

Der psychische Druck wird also durch Mobbing in den neuen Medien stark erhöht, da die früher „angriffsfreie" Zeit der schulfreien Stunden nun quasi nicht mehr existent ist. Eine schnelle Lösung dieser recht neuen Form des Mobbings könnte sein, Handys an den Schulen generell zu verbieten. So würden entwürdigende Videoaufnahmen oder Fotos während der Unterrichtszeit gar nicht entstehen können. Doch welche Schule kann tatsächlich kontrollieren, ob die Schüler ein Smartphone in der Tasche haben oder nicht? Und bereits direkt nach Schulschluss haben Schulen sowieso keinen Einfluss mehr darauf, welche Medien von Kindern und Jugendlichen genutzt werden. Um präventiv gegen virtuelles Mobbing vorzugehen, ist sicher eine fundierte und gewissenhafte Medienerziehung in den Schulen und Elternhäusern wichtig. So lernen Kinder und Jugendliche frühzeitig die Gefahren kennen, die das Internet - neben allen Errungenschaften - birgt. Und auch Verhaltensweisen, die einen Internetuser ein Stück weit schützen können, sollten an die jungen Menschen kommuniziert werden. Im akuten Fall des Cybermobbings bietet sich aber beispielsweise das

Internetportal www.juuuport.de der Niedersächsischen Landesmedienanstalt an, das junge Menschen beschäftigt, die sich als Ansprechpartner für Cyber-Mobbingopfer zur Verfügung stellen und Hilfestellungen anbieten.

Mobbing – haben wir damit etwas zu tun?

Sicher ist es nicht ganz einfach, herauszufinden, ob das eigene Kind in der Schule oder anderswo gemobbt wird. Kinder und Jugendliche machen immer wieder unterschiedliche Entwicklungsphasen durch, in denen sich das Verhalten immer wieder ändern kann. Doch es gibt durchaus Indizien für Mobbing, dic Eltern nicht überschen sollten. Im Gespräch mit dem Kind kann dann auch herausgefunden werden, ob es sich tatsächlich um eine Mobbingsituation handelt, oder ob eventuell doch andere Sachverhalte Auslöser für das Verhalten eines Kindes sind. Wie gesagt – Kinder ändern sich immer wieder einmal etwas, das ist völlig normal und diese Phasen gehen vorüber. Doch alle Eltern kennen die Charakterzüge ihres Kindes am besten und können dadurch auch am ehesten aufspüren, ob es sich um eine Entwicklungsphase oder ein Problem handelt. Geht ein Kind zum Beispiel eigentlich sehr gerne zur Schule, doch möchte plötzlich nicht mehr hingehen oder nur noch mit dem Auto hingebracht werden, kann dies mit Mobbing zusammenhängen. Weitere Anzeichen können ein starkes Abfallen der schulischen Leistungen oder auch zu Hause der deutliche Verlust von Konzentration sein. Fällt Eltern beispielsweise auch auf, dass ihr Kind plötzlich zunehmend gereizt oder empfindlich reagiert oder sich nur noch in sein Zimmer zurückzieht, sollten sie etwas genauer hinsehen. Und wenn zu den genannten Wesensveränderungen auch noch körperliche Symptome wie Kopf- und Bauchschmerzen oder Schlafprobleme hinzukommen, ist es sicher an der Zeit, dass die Eltern sich dem annehmen und ihre Hilfe anbieten.

Stellen Eltern allerdings fest, dass dem Kind überraschend schnell das Taschengeld ausgeht oder es mit beschädigten Kleidungsstücken oder Schulutensilien nach Hause kommt, ist ein sofortiges Eingreifen dringend erforderlich, denn dann besteht durchaus die Möglichkeit, dass das Kind bereits tief in der Mobbingspirale steckt und unter Drohungen und/oder Gewalt leidet.

Und nun gibt es eventuell auch Eltern, die sich darüber Sorgen machen, ob ihr eigener Sprössling in eine Mobbingsituation verwickelt sein könnte. Natürlich gibt es nicht immer nur die Täter und Opfer, sondern in den allermeisten Fällen braucht es viele stille Mitwisser, die passiv dazu beitragen, dass Mobbing überhaupt funktioniert. Kinder, denen Werte wie Ehrlichkeit, Respekt und Courage beigebracht wurden, werden sich generell schwertun, sich Mobbing stillschweigend anzusehen, weil es gegen ihre inneren Prinzipien verstößt. Doch oftmals sagen sie aus dem gleichen Grund wie das Opfer nichts: sie haben Angst. Hier können Eltern durch einfühlsame Gespräche Klarheit schaffen, sollte das Kind nicht von sich aus etwas erzählen.

Und wenn das eigene Kind selbst dasjenige ist, das andere systematisch schikaniert? Wieso sollte es das tun? Kinder und Jugendliche, die andere mobben, tun dies in aller Regel aus dem oben erwähnten Macht-Bedürfnis. Hat ein Kind also ein großes Defizit an Liebe, Beachtung und Wertschätzung seitens seiner Familie erlebt oder ist es sogar körperlicher Gewalt ausgesetzt, ist dies sicher ein Thema, mit dem sich alle Familienmitglieder auseinandersetzen sollten. Hierzu ist ein Gespräch mit einem Kinder- und Jugendtherapeuten sicher der geeignete Weg, um das Familienleben besser gestalten zu können. Denn auch wenn das Verhalten eines Mobbing-Täters nicht entschuldbar ist, so ist es doch erklärbar. Kein Kind verhält sich so, wenn es ihm gut geht, denn dann besteht keine Notwendigkeit, andere zu demütigen. Und auch wenn Kinder oder Jugendliche aus Gründen wie Neid, Angst oder Respektlosigkeit zum Täter werden, sollten die Eltern sich anschauen, welchen Teil sie an der Misere haben. Postet ein 14-jähriger beispielsweise (wiederholt) ein peinliches Foto seiner Mitschülerin auf Facebook und findet dies urkomisch, so geht es ihm in diesem Fall vielleicht nicht um Machtausübung, aber ihm fehlt offensichtlich der Respekt und das Einfühlungsvermögen, das man benötigt, um von derartigen Taten Abstand zu nehmen. Eltern sollten sich dem Problem annehmen und sich Hilfe suchen, auch wenn das gesamte Thema sehr schambehaftet ist. Ein solch problematisches Verhalten eines Kindes ernst zu nehmen, birgt eine große Chance zu Wachstum und Entwicklung innerhalb einer Familie.

Was Eltern präventiv und in einer akuten Situation machen können

Zur Prävention von Mobbing, egal aus welcher Perspektive, gehört selbstverständlich eine Erziehung, die das Kind stärkt und ihm ein gesundes Selbstbewusstsein vermittelt. Auch eine gesunde Art und Weise, Grenzen zu setzen und diese einzuhalten, gehört zu einem erfolgreichen Erziehungs- und Lebensstil dazu. Kinder schauen sich Verhaltensweisen und Glaubenssätze von ihren Eltern ab. Daher sagte schon Karl Valentin „Wir brauchen unsere Kinder nicht zu erziehen, sie machen uns sowieso alles nach!“. Eltern, die ihre Kinder ohne Respekt behandeln oder ihnen regelmäßig über die Grenzen laufen, sollten nicht verwundert sein, wenn ihr Kind entweder dieses Verhalten an seine Umwelt weitergibt oder gegenteilig reagiert, indem es unsicher und ängstlich wird. Wie Kinder darauf reagieren, wenn sie in ihrem Wert und ihren Eigenheiten nicht geschätzt werden und wenn ihnen die elterliche Führung fehlt, ist individuell und hängt von der Persönlichkeit ab.

Folgende Verhaltensweisen von Eltern sind Teil davon, zum Ausdruck zu bringen, dass man mit Interesse und Wohlwollen an der Seite des Kindes steht:

- Wenn ein Kind „Nein“ sagt, gehen Sie (alters- und situationsgerecht) darauf ein und wischen einen Einwand seitens des Kindes nicht einfach zur Seite

- Fragen Sie Ihr Kind immer wieder einmal, wie es ihm geht und hören Sie zu, was es erzählt

- Seien Sie achtsam und aufmerksam, wenn Ihr Kind etwas getan hat und zeigen Sie ihm Ihre Freude darüber. Gängig ist hier die allgemein bekannte Form des Lobes, das ungefähr so klingt: „Du hast aber ein schönes Bild gemalt!“. Besser ist es, nicht das Werk des Kindes zu loben, sondern seine Arbeit. Ausdrücken kann man dies etwa so: „Man sieht deutlich, wie viel Mühe Du Dir mit dem Bild gegeben hast! Toll, das freut mich sehr!“ Diese Form der Bestätigung ist deshalb besser, weil das Kind in diesem Fall nicht über das Ergebnis seiner Arbeit definiert wird, sondern seine Arbeit und Mühe als solches wahrgenommen wird. Es wird also nicht das Ergebnis gelobt, sondern das Kind.

- Pflegen Sie wertschätzende Gesprächs- und Umgangsformen zu Hause. Vermeiden Sie Anschuldigungen, Abwertungen oder gar Beleidigungen. Statt eines Vorwurfs wie zum

Beispiel „Du hast den Müll ja schon wieder nicht runtergebracht!“ können Sie sagen „Ich sehe, der Müll steht noch im Flur. Es ärgert mich, dass nun das ganze Treppenhaus stinkt. Bitte bringe ihn jetzt sofort runter und mache es beim nächsten Mal gleich.“ – Übrigens: „Bitte“ und „Danke“ wirken Wunder, nicht nur bei Kindern.

- Nutzen Sie immer wieder die Gelegenheit, sich mit Lehrern, Trainern oder anderen Eltern zu unterhalten. So können Sie auch Informationen über Ihr Kind bekommen, wenn es zu Hause eher schweigsam ist.

- Reflektieren Sie, wie Sie über andere Menschen denken und sprechen. Es wurde ja bereits erwähnt, dass Kinder sich die Werte ihrer Eltern automatisch zu eigen machen. Eltern, die abwertend über andere Nationalitäten, andere Einstellungen oder das Aussehen anderer Menschen sprechen, geben ihrem Kind das Gefühl, dass es normal ist, sich über Menschen, die anders sind, zu erheben.

- Gestalten Sie während des alltäglichen Stresses, den alle Familien kennen, immer wieder Tage oder Stunden, in denen Sie mit ihrem Kind ganz alleine etwas unternehmen. Das kann ein Eis sein, das sie nur mit ihm essen gehen und während dem kein Handy genutzt wird. Oder eine kleine Shoppingtour, bei der sich das Kind Ihrer Aufmerksamkeit und einigen Komplimenten sicher sein kann. Auch ein gemütlicher Nachmittag am See oder im Hallenbad sorgt für Nähe, wenn nette Gespräche und lustige Momente Platz haben. Ganz grundsätzlich ist es sicherlich von Vorteil, wenn beispielsweise die gemeinsamen Mittag- oder Abendessen nicht von Telefonanrufen, Radiomusik oder sonstigen Störungen unterbrochen werden. Neudeutsch nennt man dies Quality Time. Wir nennen es an dieser Stelle schlicht und einfach Achtsamkeit.

- Wer Regeln aufstellt und diese an die Kinder kommuniziert, sollte auch logische und für das Kind absehbare Konsequenzen ziehen, wenn Grenzen überschritten werden. Hierbei ist es wichtig, Konsequenzen von Strafen zu unterscheiden. Wenn ein Kind ohne Regenjacke hinausgeht und es wird nass, spürt es die natürliche Konsequenz seines Verhaltens. Wenn ein Kind ohne Regenjacke hinausgeht, nass wird und daraufhin dann Hausarrest bekommt, wird es bestraft. Ziehen Eltern Konsequenzen, dann sollten diese immer in Bezug zum „Vergehen“ stehen. Wenn ein sich Kind also beispielsweise zum wiederholten Mal nicht daran hält, um 20 Uhr das Smartphone abzuschalten, dann könnte die logische Konsequenz sein, dass es für eine Weile kein Smartphone mehr nutzen darf. Völlig unsinnig wäre hier zum Beispiel, ihm das kommende Treffen mit einem Freund zu untersagen oder es zu Hausarbeit zu verdonnern. Elementar wichtig ist an dieser Stelle – wie so oft – die wohlwollende Kommunikation. Sagen Sie Ihrem Kind, was sie zu tun gedenken, wenn es wiederholt gegen eine Regel verstößt und erklären Sie ihm, wieso Ihnen diese Regel so wichtig ist. Damit werden Grenzüberschreitungen und Machtspiele im Vorhinein ausgeschlossen, während Sie trotzdem als Eltern Werte und Grenzen vermitteln können.

- Lassen Sie Ihr Kind seine Gefühle äußern. Kinder, deren Gefühle unterdrückt werden, lernen keinen konstruktiven Umgang damit. Ist ein Kind wütend, darf es das zeigen – auch, wenn es den Eltern vielleicht peinlich ist. Natürlich müssen auch hier Grenzen gesetzt werden. Selbstverständlich darf ein wütendes Kind keine Möbel beschädigen oder Ähnliches. Doch wenn Wut, Traurigkeit oder Angst unterdrückt werden müssen, ist dies denkbar schlecht für die Entwicklung eines Kindes.

Anmerkungen:

Doch was können Eltern tun, wenn ihr Kind akut von Mobbing betroffen ist und bereits unter der schwierigen Situation leidet, dass es gedemütigt oder bloßgestellt wird?

An dieser Stelle können Eltern mit den folgenden Tipps Hilfe leisten:

- Fragen Sie Ihr Kind, wie es ihm geht. Lassen Sie es alles aussprechen und auch alle Gefühle zeigen. Lassen Sie das Kind in einem geschützten Rahmen die genauen Vorgänge und Vorfälle beschreiben und notieren Sie sich ab sofort alle Angaben. Fragen Sie bei künftigen Mobbingvorfällen das Kind immer nach dem Ort, dem Zeitpunkt und den beteiligten Personen (auch nach den Mitwissern).

- Beobachten Sie, welche körperlichen und psychischen Symptome Ihr Kind zeigt und schreiben Sie sich alles inkl. Datum auf. Auch hier kann es helfen, das Kind nach Symptomen zu fragen, da es Ihnen vielleicht in der letzten Zeit nicht erzählt hat, dass es immer wieder Bauchschmerzen hat.

- Überlegen Sie gemeinsam mit Ihrem Kind, welche Lösungen es für die verschiedenen

Situationen geben könnte. Halten Sie sich auf jeden Fall mit Ideen zurück, die Ihrem Kind das Zurückschlagen oder Ähnliches nahelegen. Wichtig ist hierbei: Hat das Kind eine Idee, was die Situation ändern könnte, bieten Sie ihm Ihre Hilfe an. „Wie kann ich Dir dabei helfen?" ist an dieser Stelle ein Schlüsselsatz.

- In einem solchen lösungsorientierten Gespräch sollten Sie auch besprechen, wie Ihr Kind das nächste Mal reagieren könnte, wenn es gemobbt wird. Hier ist es hilfreich, zum Beispiel dafür zu sorgen, dass es nicht mehr alleine den Weg zur Schule geht, sondern sich Nachbarskindern anschließt. Wertvolle Gegenstände oder Geld sollten nun am besten gar nicht mehr mitgeführt werden. Auch das Überhören von Beleidigungen und Provokationen kann die Situationen entschärfen. Auf dem Schulhof kann es eine große Hilfe sein, einen älteren Schüler in heiklen Momenten aktiv anzusprechen und ihn zu bitten, einem zu helfen. Und für zu Hause wird es Ihrem Kind guttun, Möglichkeiten zur Entspannung zu finden. Hier bieten sich Mediationen und spezielle Atemtechniken besonders an.

Sprechen Sie auf jeden Fall mit einem Lehrer und/oder einer anderen Person, die Ihr Kind regelmäßig sieht oder betreut. Diese Personen können Ihnen helfen und sollten sich des Problems annehmen. Auch Gespräche mit Schulsozialarbeitern bringen hier häufig gute Entwicklungen ins Rollen, da diese Menschen Erfahrungen mit dem Thema Mobbing haben.

- Sollten Sie von Seiten der Lehrkräfte keine (ausreichende) Unterstützung erhalten, gehen Sie zur Schulleitung oder dem schulpsychologischen Dienst, um dort das Mobbing anzusprechen und Hilfe zu fordern.

- Sprechen Sie mit Ihrem Kind auch darüber, was es für Auslöser gegeben haben könnte, die zum Mobbing geführt haben. Finden Sie Gründe wie zum Beispiel die große Unsicherheit Ihres Kindes, suchen Sie nach Wegen, außerhalb der Familie Angebote zu finden, die diesem Problem entgegenwirken. Das kann beispielsweise das Erlernen von Selbstverteidigungsmaßnahmen oder auch die Ausübung eines Hobbies sein, das Ihrem Kind Selbstbewusstsein schenkt.

- Und langfristig gedacht: Da Mobbing immer ein Prozess ist, der mehrere Kinder oder Jugendliche angeht (besonders bei Cyber-Mobbing), ist es elementar wichtig, die gesamte Gruppe für das Thema Mobbing zu sensibilisieren. Fordern Sie

Sozialarbeiter oder Vertrauenslehrer dazu auf, Workshops oder Ähnliches abzuhalten, in denen den Kindern der Umgang mit Mobbing beigebracht und die dahinterstehenden Gründe und Auslöser beleuchtet werden. Auch regelrechte Kommunikations-Workshops können hier helfen, den Kindern zu zeigen, wie sie als Menschen am besten miteinander klarkommen können. Es geht hier niemals nur um den Täter und das Opfer, sondern immer um die gesamte Gruppe, weshalb auch alle Kinder miteingebunden werden sollten. Es ist auch keine Schande, wenn diese Lerneinheiten auf einen Nachmittag gelegt werden, an denen die Kinder sonst frei haben. Erstens wird ein solcher Workshop nicht das ganze Schuljahr über dauern und zweitens wird den Kindern und Jugendlichen so die Dringlichkeit vor Augen geführt.

Anmerkungen

Nun wollen wir noch auf die betroffenen Eltern eingehen, die feststellen, dass ihr Kind die Täterrolle in einem Mobbingprozess eingenommen hat. Neben der oben beschriebenen Reflexion des eigenen Erziehungsstils gibt es auch hier praktische Tipps, wie man als Eltern am besten reagiert, um den Lauf der Dinge zu stoppen und zu verstehen, was Ihr Kind dazu treibt, sich auf diese Weise zu verhalten.

- Gehen Sie in ein offenes Gespräch mit Ihrem Kind. Hören Sie sich an, was es zu sagen hat, doch lassen Sie eventuelle Ausreden à la „XY hat das aber auch gemacht!" nicht gelten. Führen Sie Ihrem Kind hier ganz klar vor Augen, dass es selbst die Verantwortung für sein Verhalten trägt.

- Sprechen Sie mit Ihrem Kind über die Auswirkungen, mit denen das Mobbingopfer zu kämpfen hat und versuchen Sie, Ihr Kind dafür zu öffnen, sich in die andere Situation hinein zu versetzen.

- Denken Sie darüber nach, passende Konsequenzen folgen zu lassen. Hat Ihr Kind zum Beispiel ein anderes Kind im Internet verunglimpft, könnte an dieser Stelle ein Internetverbot folgen. Wenn Ihr Kind aber beispielsweise einem anderen Kind Taschengeld abgenommen hat, könnten Sie es so lange sein eigenes Taschengeld sparen lassen, bis der geklaute Betrag zusammengekommen ist. Dieses Geld kann dann dem Opfer zurückgegeben werden.

- Überlegen Sie gemeinsam mit Ihrem Kind, welche Art der Entschuldigung oder Wiedergutmachung es sich vorstellen kann. Seien Sie dabei fest in Ihrer Haltung, dass dies ein notwendiger Schritt ist. Es mag Ihrem Kind vielleicht peinlich sein, doch da muss es durch. Nehmen Sie die Vorschläge Ihres Kindes ernst und sorgen Sie dafür, dass sie ausgeführt werden. Mögliche Wiedergutmachungen könnten sein, das Mobbingopfer zum Spielen einzuladen oder sich bei ihm mittels eines Briefes zu entschuldigen. Hier darf das Versprechen nicht fehlen, dass derartige Verhaltensweisen nicht wieder vorkommen. Auch die eben erwähnte Zurückzahlung von abgenommenem Geld kann hier eine Form des Ausgleichs sein.

- Zeigen Sie Ihrem Kind deutlich, dass Sie es in seinem Versuch, die Dinge wiedergutzumachen, schätzen. Sagen Sie ihm, dass hierzu eine gewisse Stärke vonnöten sei, und dass Sie sich freuen, dass es eine Kehrtwende hingelegt habe.

- Gehen Sie generell in den Dialog mit Ihrem Kind. Wer andere mobbt, hat gewisse Defizite, die es seitens der Eltern auszugleichen gilt. Hier haben Eltern einen Erziehungsauftrag, den ihnen kein anderer abnehmen kann.

Anmerkungen:

Welche Aktionen Eltern vermeiden sollten

Für Eltern ist der Umstand, dass ihr Kind gemobbt wird oder anderweitig in Mobbing verstrickt ist, sicher immer eine belastende und verunsichernde Erkenntnis. Darauf ist man meist nicht vorbereitet und fühlt sich überfordert, was einen zu Übersprungshandlungen verleiten kann. Doch als erstes gilt: Atmen Sie tief durch und handeln Sie nicht unüberlegt. Denn das kann die Situation Ihres Kindes im blödesten Fall verschlimmern und das will ja nun wirklich keiner. Es gibt ein paar Tendenzen, zu denen Eltern schnell neigen, wenn Sie von Mobbing erfahren.

Diese Verhaltensweisen sind jedoch eher kontraproduktiv:

- Das Ansprechen der Eltern des Täters. – Unterlassen Sie den direkten Kontakt mit den Eltern des Täters. Rufen Sie nicht dort an oder stehen nicht vor deren Tür, um ihnen mitzuteilen, was ihr Kind getan hat. Werden die Eltern auf diese Weise mit dem Verhalten ihres Kindes konfrontiert, werden sie entweder ihr Kind sofort in Schutz nehmen und es vehement vor ihren Anschuldigungen verteidigen, oder sie gehen in die Aggression gegenüber ihrem Kind, was für das Kind sehr unangemessene und schmerzhafte Folgen haben kann. Wir erinnern uns: Auch die Täter benötigen Hilfe. In beiden Fällen wird für *Ihr* Kind jedoch keine Besserung seiner Situation folgen. Entweder das Täter-Kind fühlt sich von seinen Eltern unterstützt oder es wird von ihnen hart bestraft und dann ist die Chance groß, dass es die Schuld dafür bei Ihrem Kind sucht.

- Das Ansprechen des Täters. – Ebenso falsch wie das Ansprechen der Eltern ist die direkte Auseinandersetzung mit dem Täter-Kind. Es wird sich durch Ihre Anschuldigungen oder den Versuch, Empathie herzustellen, nicht beeindrucken lassen. Außerdem stellt ein solches Verhalten Ihr Kind in das Licht, nicht eigenständig zu sein und „gepetzt" zu haben. Dies wird ein weiterer Anlass für den Täter sein, Ihr Kind zu schikanieren. Folglich ist diese Strategie auch nicht zielführend. Auch das Drohen des anderen Kindes mit Strafen Ihrerseits ist keine gute Idee, denn so machen Sie sich selbst in einer Weise schuldig, die irgendwann gegen Sie verwendet werden kann.

- Einbindung des Opfers in Lehrergespräche. – Nehmen Sie Ihr Kind nicht mit, wenn Sie erste Gesprächstermine mit Lehrkräften oder

Schulsozialarbeitern haben. Es kann schnell vorkommen, dass die Schuld bei Ihrem Kind gesucht wird und es dadurch weiter psychisch geschwächt wird. Sie als Erwachsener und Erziehungsberechtigter übernehmen die ersten Gespräche alleine und lassen Ihr Kind erst dazu, wenn Sie mit Lehrern oder anderen Anlaufstellen für Sie stimmige Wege gefunden haben, mit der Situation umzugehen. Diese Vorgehensweise stellt sicher, dass Ihr Kind in einem geschützten Rahmen von den Erlebnissen erzählen kann. Außerdem ist es für Ihr Kind von großem Vorteil, wenn sich bei Ihnen durch bereits geführte Gespräche eine innere Festigkeit eingestellt hat. So muss es nicht miterleben, wie Sie eventuell in einem ersten Gespräch die Fassung verlieren. Ihr Kind braucht Sie nun nämlich ganz besonders als starken Partner an seiner Seite, der ihm zeigt, wo der Weg lang geht.

- Mitleid mit dem Kind zelebrieren. – Sie dürfen ihrem Kind natürlich deutlich machen, dass es Sie erschreckt und traurig macht, dass es gemobbt wird und unter einer so schädlichen Situation zu leiden hat. Was jedoch der Situation Ihres Kindes nicht zuträglich ist, ist das Zelebrieren von Mitleid und die Erschaffung einer Märchenwelt zu Hause. Dieses Verhalten kann durchaus dazu beitragen, dass Ihr Kind sich noch unfähiger fühlt, sich zu wehren. Es wird dadurch „klein“ gehalten. Außerdem kann es auch angenehm sein, zu Hause nun ganz besonders bemitleidet und bemuttert zu werden, was jedoch nur die Opferrolle Ihres Kindes verstärkt, da diese dann als angenehm empfunden werden kann.

- Das Kind nicht ernst nehmen. – Eine Reaktion, die dem eben genannten Bemitleiden diametral gegenübersteht, ist das Abwinken von Leidensgeschichten Ihres Kindes. Aussagen wie „Wehr dich doch!“ oder „Schlag halt mal zurück!“ sind niemals zielführend und unterstellen Ihrem Kind nonverbal, dass es sich zu schwach zeigt und sich falsch verhält. Woher wollen Sie wissen, dass sich ihr Kind nicht gewehrt habe? Und woher wollen Sie wissen, dass ein Zurückschlagen Wirkung zeigt? Aussagen oder Tipps wie diese werfen Ihr Kind auf sich selbst zurück und lassen es in seiner Not alleine.

Für Eltern, deren Kinder zum Täter wurden, gilt vor allem eines: bestrafen Sie Ihr Kind niemals mit psychischer oder physischer Gewalt. Holen Sie sich stattdessen Hilfe bei Schulsozialarbeitern und/oder Therapeuten.

Anmerkungen:

Mobbing ist für alle Beteiligten ein schwieriges und äußerst komplexes Thema. Ob Sie nun Eltern eines Mobbingopfers sind, oder erleben müssen, dass Ihr eigenes Kind anderen auf diese Weise Schaden zufügt – in beiden Fällen fühlen Sie sich unsicher, wütend und ohnmächtig. Die Tipps dieses Bucher können Ihnen in dieser problematischen Situation ein Leitfaden sein. Es gilt, eine Balance zu finden zwischen der eigenen Verantwortung, der Stärkung des Kindes und den äußeren, praktischen Verhaltensweisen, die in der Konsequenz vonnöten sein werden. Wichtig ist auch immer (!): Holen Sie sich Hilfe. Sie müssen nicht alleine da durch und dürfen sich von Profis Unterstützung holen, um das Leben wieder ein Stück entspannter gestalten zu können. Und vergessen Sie nicht: Jedes Problem, das einem im Leben begegnet, bietet die Chance zum Wachstum.

Schlusswort

Liebe Eltern, hoffentlich konnten Sie einige neue Impulse aus diesem Buch mitnehmen und für sich nutzen. Im besten Fall haben Sie während des Lesens erkannt, wie wichtig Ihr Verhalten und Denken für Ihr Kind ist. Selbstbewusstsein hat das eine Kind naturgegeben mehr, das andere weniger. Erziehung trägt jedoch immer einen großen Teil dazu bei, ob ein kleiner Mensch für sich einstehen kann oder nicht. Eltern sind sicherer Hafen, Feuerwehr und Boxsack zugleich. Kinder brauchen all das: Liebe und Sicherheit, Hilfe und Begleitung, Grenzen und Herausforderungen. Wie immer im Leben ist die richtige Balance der Schlüssel zum (Familien-)Glück und ein guter Boden für wachsendes und gesundes Selbstbewusstsein bei allen Familienmitgliedern.

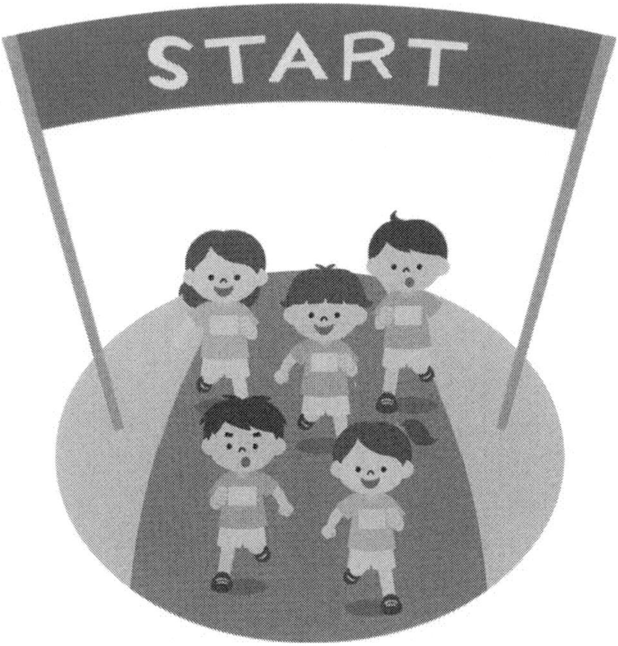

„Du kannst deinen Kindern deine Liebe geben, nicht aber deine Gedanken. Sie haben ihre eigenen."

-Khalil Gibran-

Haftungsausschluss

Der Inhalt dieses Buches wurde mit großer Sorgfalt geprüft und erstellt. Für die Vollständigkeit, Richtigkeit und Aktualität der Inhalte kann jedoch keine Garantie oder Gewähr übernommen werden. Der Inhalt dieses Buches repräsentieren die persönliche Erfahrung und Meinung des Autors und dient nur dem Unterhaltungszweck. Der Inhalt sollte nicht mit medizinischer Hilfe verwechselt werden. Es wird keine juristische Verantwortung oder Haftung für Schäden übernommen, die durch kontraproduktive Ausübung oder durch Fehler des Lesers entstehen. Es kann auch keine Garantie für Erfolg übernommen werden. Die Autorin übernimmt daher keine Verantwortung für das Nicht-Erreichen der im Buch beschriebenen Ziele.

Impressum
© Autorin Ina Beck
1. Auflage 2018
Alle Rechte vorbehalten.
Nachdruck, auch auszugsweise, verboten.
Kein Teil dieses Werkes darf ohne schriftliche Genehmigung des Autors in irgendeiner Form
reproduziert, vervielfältigt oder verbreitet werden.
Kontakt: Michel Schubert / Ermlinghofer Str. 25 / 44263 Dortmund
Covergestaltung: Autor Pseudonym
Coverfoto: depositphotos.com/ pixabay.com/
publicdomainvectors.org

14674856R00057

Printed in Germany
by Amazon Distribution
GmbH, Leipzig